高职医学人才培养与实践

冯晓灵　张宜蓓　著

中国商业出版社

图书在版编目（C I P）数据

高职医学人才培养与实践 / 冯晓灵，张宜蓓著. -- 北京 : 中国商业出版社，2024.5
ISBN 978-7-5208-2919-9

Ⅰ. ①高… Ⅱ. ①冯… ②张… Ⅲ. ①高等职业教育－医学教育－人才培养－研究－中国 Ⅳ. ①R-4

中国国家版本馆CIP数据核字(2024)第101839号

责任编辑：袁　娜

中国商业出版社出版发行
（www.zgsycb.com　100053　北京广安门内报国寺1号）
总编室：010-63180647　编辑室：010-83128926
发行部：010-83120835/8286
新华书店经销
北京厚诚则铭印刷科技有限公司印刷

*

710毫米 ×1000毫米　16开　6.75印张　110千字
2024年5月第1版　2024年5月第1次印刷
定价：48.00元

* * * *

本书简介

医学专业是实用性非常强，但操作较困难的专业。目前，我国的医学人才培养中存在职业教育与培育目标不一致、学生综合素养发展不健全、学生就业能力不足等诸多问题。因此，必须推动高职医学专业人才培养体系的优化与改革，创建高效、科学、完善的医学人才培养机制与方案，大幅度提升医学人才培养的质量与效率，进而达到深化高职医学教育改革、适应现代社会发展的目的。本书对高职医学人才的培养与实践展开研究，首先以健康中国为背景，从宏观层面提出临床医学人才培养策略，进而依次针对人文素养教育、职业道德教育展开细化分析，并在此基础上总结教学方法，以此为高职医学人才培养提供一定的参考。

前　言

医学教育要着眼于培养适应卫生健康服务体系和满足人民群众健康需求的全周期人才。当前，我国已进入全面建设社会主义现代化国家的新征程。随着高质量发展成为新时代的“硬道理”，医学人才的培养也必须适应高质量发展的要求，以实现医学人才的供需平衡，助力健康中国建设。与此同时，基层医疗人才培养质量决定了国民健康服务质量。高职医学院校作为基层医疗卫生人才培养的主阵地，近年来在医教协同方面取得了一定的教学成果，但也在医德医风培养、教学模式、临床技能课程比例、教师队伍建设及协同育人等方面存在诸多困难与不足。

人才培养方案是专业人才培养工作的根本，也是教学管理工作的核心内容，专业培养方案的水平直接影响人才培养的质量。本书立足于人才培养方案，对其展开研究，共设置三章。第一章以健康中国为背景，探索临床医学人才培养的理论基础与优化策略。第二章从人文素养教育角度出发，阐述人文素养教育理论，探究高职医学院校人文素养教育现状与策略。第三章从职业道德教育角度，论述高职医学院校职业道德教育的必要性、现状与策略。

本书在编写过程中，参考和借鉴了近几年的相关研究文献，在此一并感谢。由于笔者水平有限，加之编写时间仓促，难免有不妥之处，恳请各位读者和专家批评指正。

目　录

第一章　健康中国背景下临床医学人才培养

第一节　概念界定与理论基础

随着社会经济的快速发展，人们对医疗卫生服务的需求不断提高，医疗卫生服务由“以治病为中心”向“以健康为中心”转变。2017 年 10 月，健康中国战略的提出弘扬了“大健康”和“大医学”的健康理念，为我国高等医学教育改革提供了发展方向，丰富和完善了现代医学的内涵。为深入贯彻落实“双一流”高校建设战略，培养世界一流医学人才，我国医学院校应主动对接健康中国战略的发展，从关注个体健康转向关注群体健康，从关注疾病治疗转向关注全方位全生命周期的健康维护，不断创新人才培养体系，推进医学教育改革。因此，加快高质量医学人才的培养，满足健康中国的人才需求，对于建设健康中国具有重要的现实意义与价值。

本章以健康中国战略为背景，以提高高职医学人才培养质量为出发点，研究临床医学专业人才培养方案并提出优化策略，力求为优化我国高职医学人才培养过程和提高医学人才培养质量提供理论支撑。

一、研究背景

（一）社会发展对医学教育改革提出了迫切要求

随着我国迈向新时代新征程，人们享受高水平的医疗卫生服务的需求越来越迫切。健康是衡量经济社会发展和人民生活幸福的重要指标，在“生物—心理—社会—环境—工程”的“大健康”医学模式下，现代医学和医疗事业的发展需要充足的、高素质的医务人员予以保障。

医学教育关乎卫生和教育两大民生工程，为了满足社会发展和人们对健康的需求，医学教育需要进行相应的改革，医学人才培养不仅需要关注医疗救治，还需要关注疾病预防。面对新的健康需求和医学人才培养的新时代要求，医学教育改革需要培养一批适合社会发展的医学专业人才，为我国实现全民健康提供坚实的人才保障。

（二）健康中国战略对高等医学教育改革提出了时代新要求

2015 年，党的十八届五中全会首次提出推进健康中国建设。2016 年 10 月，中共中央、国务院印发《“健康中国 2030”规划纲要》指出：“健康是促进人的全面发展的必然要求，是经济社会发展的基础条件。实现国民健康长寿，是国家富强、民族振兴的重要标志，也是全国各族人民的共同愿望。”2017 年 10 月，党的十九大报告提出：“实施健康中国战略。人民健康是民族昌盛和国家富强的重要标志。要完善国民健康政策，为人民群众提供全方位全周期健康服务。”这为我国现代医学的发展带来了重大机遇。2018 年，教育部有关领导在全国医学教育发展中心成立大会上强调：“实施健康中国战略，人民健康已成为民族昌盛和国家富强的重要标志，医学教育的地位更加凸显、发展领域更加广阔、质量提升更加紧迫。”健康中国既是国家治理和国家发展的目标，又是实现人民美好生活和民族复兴的制度前提。

医学教育为健康中国战略的实施提供了坚实的医学人才基础，而将健康教育纳入国民教育体系，有助于传播健康知识，提升健康素养。同时，健康中国战略的提出与实施对医学教育的发展提出新的时代要求，对促进医学教育改革、提升人民健康水平、改善医患关系等具有重要的现实意义。

（三）高等院校改革为临床医学专业的内涵式发展提供了契机

2008 年，教育部研究提出临床医学专业必须达到的基本教学要求，并将《本科医学教育标准——临床医学专业（试行）》作为临床医学专业认证的参考标准。2012 年，为加快推进临床医学教育改革，教育部和原卫生部共同实施“卓越医生教育培养计划”，用于培养高水平医师。“卓越医生教育培养计划”旨在培养具有人文素养、崇高职业素质、扎实专业知识、创新能力和实践能力的未来医学人才。2014 年 11 月，教育部等六部门联合印发的《关于医教协同深化临床医学人才培养改革的意见》指出，要“深化院校教育改革，提高人才培养质量”。2015 年 10 月，国务院印发了《统筹推进世界一流大学和一流学科建设总体方案》，加快推进“双一流”建设是我国高等教育的主要任务，要着力培养富有创新精神和实践能力的创新型、应用型、复合型优秀人才。2017 年，《国务院办公厅关于深化医教协同进一步推进医学教育改革与发展的意见》指出，医教协同推进医学教育改革与发展，是推进健康中国建设的重要保障。目前，我国高等医学教育改革的重要任务是培养高素质的医学人才，提高医学人才的培养质量。临床医学专业人才培养质量直接影响我国现代医学未来的发展。

医学教育的目的是培养医学人才，提高人类健康水平。因此，医学人才的培养需要学科建设的支持，从而满足社会经济发展对现代医学提出的新要求。

二、国内外研究现状

（一）国外研究现状

1. 关于医学教育改革的研究

美国东卡罗莱纳大学布罗迪医学院的谢尔顿（Shelton）等人探讨了美国医学教育专业的人才培养体系，提出学生要以专科培养为基础，确保学生人才培养质量。美国华盛顿大学的莫哈夫·阿什卡尔（Morhaf Al Achkar）等人对美国医学教育中跨专业教育的发展现状、培训形式、实施原因和问题等进行了研究，认为跨专业教育作为一种培训模型在培训项目中的开展和运用有助于丰富课程内容。波克·阿尼斯（Pock Arnyce R）等人对北美医学教育院校的课程设置、课程内容、课程交付、课程评估和技术应用的变化等进行了分析，提出了下一步医学教育面临的挑战和改革。巩特尔·艾森巴赫（Gunther Eysenbach）介绍了一种基于社交媒体的系列视频，包括虚拟现实手术、医学教育发展的潜在影响、最新的医学教育、未来的医疗技术应用程序和健康应用程序等，进一步探索了现代教育改革，为创新医学教育的发展作出贡献。

2. 关于医学教育教学方法的研究

耶鲁儿童研究中心的心理学家丽萨·达穆尔（Lisa Damour）研究了“有效性参与策略网站”，并提出在医学教育中，医学生主动参与社区和医学研究，有助于提高其考试成绩。斯坦特福特（Stentoft）等人通过对116名医学生进行调查研究提出，基于项目的教学法要优于案例研究，并提出在医学课程中引入项目式教学法有助于提高其学习参与度，激发其自我学习的动力；帮助其发展元认知能力，加强合作学习和规范化学习；培养其与医学研究相关的技能和能力等。例如，印度的医学教育存在分配不合理、课程陈旧、评估不到位、忽视研究和缺乏教师发展项目等问题。为解决这些问题，印度改变医生的形象，增加社区学习资源，创新医学教育方法，在医学教育项目中增加灵活性，招聘高素质的教学人员，促进教师发展。加拿大多伦多大学的拉伊德· 哈瓦（Raed Hawa）等人也提出，医学院校可以通过使用模拟技术或者基于案例的教学方法为教学提供临床实践和教育经验，为医学生的学习增加灵活性。

（二）国内研究现状

1. 关于我国临床医学人才培养现状的研究

亓来华等人分析了我国医学院校教育的现状和存在的问题，提出了五年制临床医学人才培养的改革思路，强调从道德教育与人文教育的角度强化医学生的职业素养，促进以医学生为中心的学习，加强医学生的实践动手能力。潘燕燕等人指出，目前我国“5+3”临床医学人才培养方案存在课程设置不合理、临床实践不足和教学管理欠缺等问题。高越明提出，从完善管理架构和改革课程模式两个方面优化临床医学人才培养模式。任新玲等人从创新型临床医学人才培养的角度出发，介绍了中国人民解放军空军军医大学（第四军医大学）在课程设置、教育教学、临床实践、国际交流等方面采取的教学改革措施。

宋汉君和吕少春从“以医学生为中心”的人才培养理念出发，研究基于知识、能力和素质三个维度构建的“三维立体式”的临床医学人才培养模式，发现该模式有效提升了地方高校医学教育的质量。覃思等人则基于教学方法的改革，梳理了我国目前医学院校的主要教学模式，包括以讲授为基础、以问题为基础、以案例为基础、以研究为基础和以资源为基础等，并认为翻转课堂的教学方法有助于加强临床实践和因材施教，适应网络时代医学教育的发展。肖凤等人则基于《中国本科医学教育标准》，从转变教学理念、修订培养方案、推进多样化教学模式和完善考核体系等方面介绍了井冈山大学医学教育改革的具体措施。

2. 关于临床医学人才培养模式改革的研究

首都医科大学的武艳等人从新冠疫情的预防与防治中存在的问题出发，提出我国“5+3”临床医学人才的培养需要把全科医生作为培养目标，加强专科医师的培训，重构临床医学教育的知识结构，并建立相应的支撑保障体系。复旦大学的汪玲介绍了复旦大学“5+3”临床医学人才培养模式，该模式以问题为导向，以能力为重点，以需求为目标，深化临床医学教育改革，培养卓越临床医师。林建荣等人则基于岗位胜任力模型，从明确培养目标、优化课程体系、构建临床教学标准、搭建综合性实践教学平台、改革教学方法和构建综合教学评价体系等方面提出了临床医学人才培养改革模式。程彦斌等人研究了西安交通大学基于岗位胜任力的临床医学人才培养体系改革，探索为健康中国提供必要的医疗卫生人力资源的途径。封忠昕等人从岗位胜任力的角度出发，研究了全科医学人才培养模式。邓卫红等人则从医教协同的角度出发，对医疗、教学和科研协调发展的临床医学人才培养模式进行了探讨。薛琴等人基于院校协同育人的角度，研究了南通大学医学院在人才培养方案、教学管理、课程体系、临床实践、医学人文等方面进行的改革和实践，并认为院校协同育人的办学理念和模式有助于培养高水平的临床医学毕业生。

3. 关于健康中国背景下医学教育改革的研究

复旦大学的何珂和汪玲研究了健康中国背景下“新医科”人才培养体系的建设。温州医科大学的施红英等人基于健康中国战略，从临床医学培养方案入手，研究了我国各高校预防医学课程体系设置的现状，并提出新时代临床学生预防理念的培养需要从强化教育理念、完善课程体系、强化预防与临床融合、提高研究能力等方面进行优化改善。季庆辉等人基于健康中国的背景，从卓越医学人才优秀人文素质的培养入手，提出医学院校需要全面合理定位教育目标、加强人文学科建设、营造人文文化氛围、健全人文教育管理机制。李雁等人以西南交通大学为例，从医学人才培养体系、规模、结构和质量等方面探讨了卓越医生的人才培养模式。汪玲基于健康中国背景，提出医学院校应当通过教学培养模式的改革、医学专业结构的优化、人才培养体系的完善等途径来提高医学人才培养质量。

三、基本概念界定

（一）健康中国

世界卫生组织提出的健康包括身体、心理、道德健康和良好的社会适应力。申曙光和曾望峰提出，健康是指身体、精神、心理、道德等全方位的大健康。大健康是一种全局性的健康理念，强调以预防和健康管理为主，促进全民健康、全面健康和人的全面发展。季庆辉等人认为，健康中国具有三层内涵，一是健康目标，即人民健康水平达到世界先进水平；二是生活方式，即人人得到健康服务和保障；三是发展模式，即人民健康和谐发展，国家持久保障人民的健康。

（二）临床医学

临床医学是指通过研究疾病的病因、诊断、治疗和愈后，提高临床治疗水平，促进人体健康的科学。

第二节　国外医学人才培养的借鉴与思考

本节通过系统分析国外一流大学医学院医学人才培养方案，总结目前国外一流大学医学院医学人才培养的特点，为我国临床医学人才培养提供借鉴。

一、研究目的和方法

（一）研究目的

本节通过比较法，对国外一流大学医学院医学人才培养的培养目标、能力要求、课程设置、教学方法、毕业考核等进行全面系统的比较分析，总结出国外一流大学医学院医学人才培养的特点，借鉴国外的成功经验，结合我国实际情况，为我国高职医学人才培养提出建议。

（二）研究方法

1. 研究对象选取

本节以 2019 年的 QS 医学专业世界大学排名、软科世界大学临床医学排名和泰晤士高等教育临床医学与健康专业世界大学排名为基准，研究哈佛大学、斯坦福大学、约翰斯·霍普金斯大学、加州大学洛杉矶分校、哥伦比亚大学和杜克大学等医学院的医学人才培养特点，以期为我国高职医学人才培养提供借鉴。以上六所大学的排名在世界三大排名中均位于前 20 名。

2. 资料收集和分析

本节通过查阅国外高校官网和医学教育网站的文献与资料，收集六所高校医学院医学人才培养的相关资料，并根据研究内容进行梳理、分析、总结和归纳。比较分析的主题包括：培养目标、能力要求、课程设置、教学方法、考核评价等。

二、研究结果

（一）纳入研究的医学院校的基本情况

以下六所高校不仅历史悠久，而且具有雄厚的师资力量和健全的医学教育体系。研究以下六所高校医学院医学人才培养的特点，对我国医学人才培养改革具有重要的借鉴意义（见表 1–1）。

表 1–1　六所高校医学院基本情况一览表

高校医学院	基本情况
哈佛大学医学院	哈佛大学医学院成立于 1782 年，目前有教职工 11000 多名，其中包括 18 位诺贝尔奖获得者、200 名终身教师。哈佛大学医学院与世界上 15 家著名的医院和研究机构达成合作协议，为它们提供临床护理和培训。哈佛大学医学院医学教育的创新发展有效推动了世界医学和科学的发展

续表

高校医学院	基本情况
斯坦福大学医学院	斯坦福大学医学院始建于 1858 年，在医疗、教学和科研等领域都处于世界领先水平。斯坦福大学的工程、物理、生物科学和计算机科学等诸多学科发展良好，为临床教学和医学研究提供了更多跨学科的发展机会
约翰斯·霍普金斯大学医学院	约翰斯·霍普金斯大学医学院创立于 1893 年，被称为“美国现代医学的圣地”，主要致力于临床教学、医学研究和病人护理等
加州大学洛杉矶分校医学院	加州大学洛杉矶分校医学院建立于 1945 年，其医学教育、病人护理和医学研究等在世界范围内享有盛誉
哥伦比亚大学医学院	哥伦比亚大学医学院创立于 1767 年，是纽约州最古老的高等教育机构，具有悠久的历史
杜克大学医学院	杜克大学医学院成立于 1930 年，有 30 余个学术和实习中心，让学生有大量的机会参与临床实践和研究

（二）培养目标

六所高校医学院培养的是具有国际视野和竞争力的未来领导者，他们不仅需要掌握扎实的医学知识，而且必须具有良好的人文素养和职业精神。六所高校医学院的目标定位于培养医学专业及相关领域的领军人才和科学顶尖人才，这些医学人才应当为人民提供高水平的医疗卫生服务，从而提高人民的健康水平。值得一提的是，本书还发现六所高校医学院通过卓越的教学、研究、学术、服务和领导力培养，鼓励学生未来职业的多元化发展，以塑造综合型和复合型医学人才（见表 1–2）。

表 1-2 六所高校医学院培养目标一览表

高校医学院	培养目标
哈佛大学医学院	培养未来的医生、科学家、人文主义者和领导者，减轻人类病痛
斯坦福大学医学院	培养医学和科学领域的领导者，促进医学生多样化发展，改善人类健康
约翰斯·霍普金斯大学医学院	培养下一代医生和科学家，改善人类健康
加州大学洛杉矶分校医学院	培养健康和科学领域的世界领导者，培养卓越医师
哥伦比亚大学医学院	培养具有同情心、自我意识和创造力的卓越医生
杜克大学医学院	培养能够推进全球健康的医生领导者，培养多元化的学生群体，医学教育者、研究者，全球健康的先驱或医疗管理者

（三）能力要求

六所高校医学院对医学人才的能力要求可以概括为九项能力指标。一是患者护理。医学人才应当提供以患者为中心的、富有同情心的、适当的护理，有效地治疗疾病和促进患者身体健康。二是实践知识。医学人才应当掌握生物医学、临床、流行病学和社会行为科学等知识，能够将这些知识应用于对患者的护理过程中。三是基于实践的学习和提高。医学人才应当进行持续的自我评估和终身学习，不断更新科学知识，持续改善对患者的护理。四是专业之间的相互协作。医学人才应当具有参与跨专业团队工作的能力，以最优化和最安全的方式开展以患者为中心与以人群为中心的有效护理。五是以系统为基础的实践。医学人才应当对先进的卫生保健环境和健康医疗系统作出积极的反应，具有充分调用系统内部资源、提供最佳卫生保健服务的能力。六是人际沟通能力。医学人才应当进行有效的沟通交流与团队协作。七是个人专业发展。医学人才应当具备个人可持续发展和专业发展所需要的品质与素养。八是探索能力。医学人才应当具有发现新问题、分析新问题和研究新问题的能力，具备获取新知识的能力。九是专业精神。医学人才应当坚持专业精神和道德原则。

一名合格的医学毕业生不仅需要掌握临床科学知识、临床技能、人际沟通技巧和专业素质，而且需要具备个人专业提高、发展和探索的能力。此外，还需要充分展示其创造力、领导力、学识和团队精神，成为一名终身学习者，并参加住院医师培训（研究生医学教育），满足所有的执业医师要求。六所高校医学院在关注个体患者和人群的健康维护与疾病治疗的同时，还强调医学的人文关怀，要求学生提供富有同情心、以病人为中心和以人群为中心的护理，从而促进和改善人群的健康。比如，哈佛大学医学院要求学生了解影响健康和保健的社会决定因素，并在个人和社会层面倡导提升改善患者健康所需的技能。从这一点可以看出，六所高校医学院重视社会医学和行为医学在临床上的结合与应用。斯坦福大学医学院强调在医学教育过程中，学生不仅要关注疾病治疗，还要关注疾病预防和预测，提升理解能力，掌握促进健康和预防疾病的基本技能，有效调用系统中其他资源，从而提高最佳医疗保健的能力。杜克大学医学院认为医学研究不是纯粹的智力练习，一名成功的医学毕业生不仅需要掌握医学方面的知识，还要培养社交能力，开展以尊重病人为中心的护理，照顾不同的患者群体。综合来看，在六所高校医学院的能力指标中，知识和技能的获得非常重要，但更重要的是医学生应当掌握个人持续成长和终身学习所需的知识与技能，以及对科学、艺术和伦理的深刻理解，能向患者、家庭和社区等提供预防疾病的专业知识或保健服务（见表 1–3）。

表 1–3　六所高校医学院能力要求一览表

高校医学院	能力要求
哈佛大学医学院	1. 医学知识。医学生应当掌握生物医学、临床医学、社会行为和人口科学等学科知识，识别和评估与问题相关的信息，以及将知识应用于临床实践，解决问题和开展科学研究的能力。 2. 批判性思维和探究。医学生应当能够评估、分析和应用知识，找出自身差距，关注个人成长和终身学习，参与学术研究，减轻人类痛苦。 3. 病人护理。医学生应当有能力为患者提供循证的、富有同情心的护理，并能够有效地与其他卫生专业人员合作。 4. 职业化。医学生应当履行职业责任、诚信和问责的承诺，遵守职业道德原则。 5. 人际交往和沟通技巧。医学生应当与同事、病人及其家属建立合作和信任的关系。 6. 卫生保健的组织和社会决定因素。医学生应当认识和掌握不同人群卫生保健的差异性

续表

高校医学院	能力要求
斯坦福大学医学院	1. 病人护理。医学生应当提供以患者为中心的、富有同情心的护理，促进病人身体健康。 2. 掌握知识。医学生应当掌握生物医学、临床医学、流行病学和社会行为科学等学科知识，以及这些知识在患者护理中的应用。 3. 基于实践的学习和改进。医学生应当具备调查和评估患者护理的能力，具备评估和掌握科学证据的能力，以及在终身学习的基础上不断改进患者护理的能力。 4. 人际交往和沟通技巧。医学生应当掌握人际交往和沟通技巧，与患者和医护人员进行有效沟通与协作。 5. 职业化。医学生应当履行职业责任，遵守道德原则。 6. 基于系统的实践。医学生应当具备必要的医疗保健意识和响应能力以及充分调用系统内部资源，提供最佳医疗保健服务的能力。 7. 专业间协作。医学生应当掌握以患者为中心的护理方式和参与专业团队协作的能力。 8. 个人和职业发展。医学生应当具备个人发展所需的素质。 9. 发现。医学生应当具有批判性思维，能够制定研究问题和假设，并用科研方法来解决问题
约翰斯·霍普金斯大学医学院	1. 优秀的学术成绩。要求医学生具有优秀的学术成绩。 2. 丰富的临床经验。重视医学生在临床实践中的经验。医学生需要参与医院实习、志愿者活动及科研项目，积累丰富的临床经验。 3. 优秀的人际交往能力。要求医学生具有优秀的沟通能力，能够与患者、医护人员及其他医生有效地交流和合作。 4. 持续的专业发展。要求医学生具有持续学习和专业发展的意识，能够自主学习新知识和新技能，并不断提高自己的临床实践能力。 5. 道德与职业操守。要求医学生具有高尚的道德品质和职业操守，能够遵守医学伦理规范，尊重患者的隐私和权利，维护医生的职业声誉
加州大学洛杉矶分校医学院	1. 病人护理。医学生应当开展具有同情心的健康护理。 2. 医学知识。医学生应当掌握生物医学、临床医学、流行病学等学科知识，并在患者护理中予以应用。 3. 基于实践的学习和改进。其中包括调查和评估病人护理，评估和掌握科学证据，改善病人护理。 4. 人际交往和沟通技巧。医学生应当与病人及其家属进行有效沟通交流。 5. 职业化。医学生应当履行专业职责，遵守道德原则，对不同患者群体具有敏感性。 6. 基于系统的实践。医学生应当能够认识与响应不同级别与系统的医疗保健需求
哥伦比亚大学医学院	培养既拥有高超的临床技能，又具有社会责任感的医生，使其能够使用医疗系统为社区患者提供最佳护理和服务

续表

高校医学院	能力要求
杜克大学医学院	1. 观察能力。医学生应当观察学习环境中呈现的材料，包括视听演示、微生物培养、正常和病理状态下的微生物、显微镜下的组织、诊断图像等。医学生应当能准确而全面地观察病人。 2. 沟通能力。医学生应当有效地进行说、写、听、读；感知非语言交流，包括面部表情、肢体语言和情感；通过演讲和阅读写作，与患者及其家人进行有效和敏感的沟通；以高效的方式与医疗团队进行口头和书面沟通。 3. 操作能力。医学生应当通过触诊、听诊和叩诊，从病人那里获取信息，并进行诊断操作。医学生应当为患者提供医疗护理和紧急治疗。医学生应当能够操作设备和仪器，进行基本的实验室测试和操作。 4. 智力 / 概念、综合和量化能力。医学生应当及时收集、分析出现在不同环境中的信息；分析、整合信息，从而解决实际问题。 5. 行为、情感和社会属性。医学生应当拥有情感健康，能够充分运用智力技能和判断力，承担所有与诊断和护理患者相关的责任；具备适应能力、灵活性和面对不确定性时发挥作用的能力；与病人建立一种富有同情心的关系；掌握人际交往技巧、知识和态度，与同事及不同人群进行合作和交流

（四）课程设置

如上所述，六所高校医学院要求医学人才具备综合性的知识和能力结构，这种完整结构的形成依赖科学系统的课程体系。本书分析六所高校医学院的课程设置，总结其特点，从而为我国医学教育改革提供借鉴。

1. 六所高校医学院的课程模式及其理念

1908 年，亚伯拉罕 · 弗莱克斯纳（Abraham Flexner）提出，医学院要提高入学条件，申请人至少要有两年高等院校的学习经历，并且具有生物学、物理学和化学等相关专业基础的学习背景。目前，国外医学教育多采用“4+4”模式，所有的申请者都必须获得本科学位，即完成四年大学本科教育之后再接受四年医学教育。所以，学生在进入医学院之前，已经掌握了一定的通识教育知识，具备一定的专业基础能力。在六所高校的课程设置中，前两年是基础教育阶段，涵盖生物医学、自然科学和人文社会科学等领域的基础知识，主要课程类型包括必修课、选修课、专题讲座、会议形式和小组讨论等。后两年是临床实践和项目研究阶段，主要学习形式包括专科轮转、见习、实习和临床实践等。从六所高校的课程模式和理念中，我们可以发现以下四个特征。

（1）注重预防保健知识。公共卫生课程是医学课程体系的重要组成部分，综合公共卫生课程已经成功实施。哈佛大学医学院开设了家庭医学选修课，医学生通过社区实践对急性就诊、健康维护就诊、医院随访和慢性疾病随访的患者进行评估，为强化社区家庭医学积累经验。约翰斯·霍普金斯大学医学院的公共卫生课程也涵盖了流行病学、伦理学、卫生保健系统和全球健康等学科，在医学教育过程中坚持公共卫生的原则、方法和整体观点，为医学生学习与护理相关的公共卫生学科、临床实践、医疗决策和医学研究等提供信息。

（2）注重课程的前沿性和实用性。哈佛大学医学院开设的健康系统科学课程向医学生介绍系统工程方法、建模和人工智能在内的系统数据前沿知识，让医学生接触到该领域科学工作的广泛可能性，寻找未来解决方案；计算机智能医学课程介绍分析大数据集的计算方法，并将获得的见解应用于临床决策，这也是未来生物医学的核心；高级综合课程注重前沿与创新，每门学科都代表一个主要领域的前沿发展动态，为解决最迫切的问题提供引导。哥伦比亚大学医学院将生物信息学知识融入基础（Fundamentals，FND）、临床诊断（Clinical Diagnosis，CA）、分化和整合（Differentiation and Integration，D&I）阶段，旨在完善医疗保健和实现基于系统的护理，以及为单个患者制定治疗方案。同时，哥伦比亚大学医学院还将新的传染病知识、全球健康的社会因素等贯穿于四年的教育中，为临床实践、医疗决策和研究等提供信息。

（3）课程设置以社会需求为导向。约翰斯·霍普金斯大学医学院开设的过渡到病房的课程、过渡到住院医师和实习医师的顶点课程，住院医师面试课程等，将第一学年的基础医学课程和第四学年的见习课程有机地衔接起来。这些课程的主题包括实用的程序技能、医学中的法律和伦理、查阅和解释医学资料、同医疗保健提供者互动交流等，课程设置的目的是提供知识和实践培训，为医学生下一步的临床工作做好铺垫。杜克大学医学院要求所有医学生必须完成一门纵向的顶点课程。该课程涵盖的主题包括临床技能、伦理问题、专业精神、沟通技巧、高级基础科学原则、医疗 / 法律问题、卫生系统、患者安全和自我护理等。该课程讲授的是医学生职业生涯所要用到的重要知识、规则和工具，这既为他们第一年的实习做准备，又为以后的医学职业生涯打下坚实的基础。杜克大学医学院以社会发展需求为导向，合理设置医学课程，加强了学生实践能力的培养。

（4）医学人文教育贯穿整个过程。哈佛大学医学院从医学生入校就进行职业教育，课程涵盖与医学实践相关的社会科学和人口科学，整合临床流行病学、人口健康、卫生保健政策、医学社会学、医学伦理和专业精神等学科的关键概念与方法。该课程分为两个部分，第一部分在第一年的 1 月，第二部分在学生接触主要临床经验（PCE）之后的一个月。该课程帮助学生认识和理解医学职业，培养学生的医学情怀和人文素养。斯坦福大学医学院在第一学年开设早期接触临床课程，让医学生在实践中增加医患沟通技巧，体会医学与人文的融会贯通；在实习期间开设反思、研究和病人护理进展课程，主要目标包括培养医学生终身反思的实践技能和应对策略，转化医学和生物医学的学习与研究，促进医学生对在临床环境中学习的反思和强化，这对培养医学生的人文精神和专业精神至关重要。哥伦比亚大学医学院强调，要让医学生成为医学实践和艺术的领导者。在课程设置方面，哥伦比亚大学医学院将基础科学和临床医学与人文主义和专业精神相结合，并与“非官方课程”并行，同时积极推广课外活动，从而促进医学生的职业发展。

2. 六所高校医学院的课程模块及其特点

（1）注重课程的交叉与融合。约翰斯·霍普金斯大学医学院开设的基因与社会课程，以对环境的适应原则、基因型的可变性和风险的分层为基础，引进了丰富的社会和行为科学知识，以及公共卫生和政策内容。斯坦福大学医学院是医学创新中心，其优势在于将不同领域的知识进行交叉。例如，医学、工程、商业、法律、人文、科学和教育等领域的师生联合攻关世界医学难题。杜克大学医学院制定了严格、有效、综合的核心医学课程，为医学生提供坚实的知识基础，并在四年的医学教育中帮助其整合基础、临床、社会心理和人口等信息与技能。

（2）注重课程设置的系统性。哈佛大学医学院基于器官系统整合课程，包含呼吸系统、心血管系统和血液系统疾病的关键概念与基本原则，从而强化医学生学习健康和疾病的整体方法。此外，课程内容还强调以问题为中心，加深医学生对知识的理解，并使学生能够在临床环境中应用这些知识。这种器官系统课程模块体现了整体观和系统观，有利于医学生从全方面理解疾病。约翰斯·霍普金斯大学医学院开设的为期 15 个月的器官系统课程，共分四个模块，围绕遗传学、生物学、病理学、流行病学以及社会、社区和环境问题对个人健康与福祉的影响而展开。杜克大学医学院的临床基础课主要教授以器官系统为核心的综合基础科学课程，强调归纳推理、分析思维和问题解决的教学方法。其中，一门为期 23 周的人类的结构和功能课程，整合了组织学、人体解剖学、神经科学和生理学；一门为期 21 周的身体与疾病课程，融合了微生物学、免疫学、病理学和药理学。

（3）采取项目式和模块化课程。斯坦福大学医学院采用发现课程（Discovery Curriculum），让医学生根据自己的兴趣选择学术研究和学习经验的途径。模块化的课程具有较大的灵活性和系统性，重视医学生的个性化发展。加州大学洛杉矶分校医学院采用的模块课程（Block-Based Curriculum）主要分为基础课程、临床实践和项目学习三个阶段。在基础课程阶段，课程模块主要围绕人类生物学、疾病过程和临床技能的整合进行；在临床实践阶段，医学生开始到附属医院进行科室轮转；在项目学习阶段，医学生以职业兴趣为导向选择研究项目，致力于科学创新。临床技能的培养贯穿于整个教学计划。哥伦比亚大学医学院设置了长达 14 个月的差异化和整合阶段及学术阶段，医学生有机会参加各种各样的选修课模块，如全球健康选修课、研究选修课和咨询选修课等（见表 1-4）。

表 1-4　六所高校医学院课程模块及其特点

高校医学院	课程模块及其特点
哈佛大学医学院	课程分为路径课程和健康科学与技术课程两大类。 路径课程：2 年预检验阶段（生物医学基础、临床医学基础和社会科学课程的纵向整合的临床课程、医患沟通的基础知识、体检等）+12 个月主要临床经验（Principal Clinical Experience，PCE）阶段（由持续 4—12 周的见习轮换组成，并辅之纵向多学科课程，包括初级保健经验、指导、多学科临床科学案例会议等）+12 个月后 PCE 阶段（高级综合科学课程、临床选修、见习或实习，并完成学术研究项目）。 健康医学与技术课程：2 年临床前基础知识 +1 年主要临床经验（PCE）+2 个月固定临床经验 +1 年学术研究和论文。 特点：路径课程模块用于满足现代医疗的保健需求，培养医学领导者和富有同情心的护理者；技术课程模块将工程和科学专业知识融入临床，并将临床见解结合到学术研究，开发和创新预防、诊断与治疗的新技术，着重体现传统学科和跨学科领域的学术成就

续表

高校医学院	课程模块及其特点
斯坦福大学医学院	发现课程：2 年或 3 年的职前课程（选择 3 年的医学生将有更多的时间进行独立研究、获得双学位或其他纵向奖学金和领导活动）+2 年临床实习、选修课。 特点：发现课程通过引入新课程和重组课程，为医学生提供早期的临床经验和扎实的药理学教育等，其最终目标是增加课程的灵活性，为医学生提供多样化的学习途径
约翰斯·霍普金斯大学医学院	2 年的临床前课程 +1 年核心实习、临床和研究选修、学术集中项目 +1 年核心学科的实习、顶点课程、临床和研究选修循环、住院医师面试。 特点：开设基于器官系统模块的基因与社会课程。本课程旨在将医学课程纳入现代科学，包括关于疾病遗传基础的前沿信息，以及社会问题和社会压力如何与这些决定因素相互作用以促进或限制疾病
加州大学洛杉矶分校医学院	2 年基础课程阶段：人类生物学、疾病过程和临床技能基于模块的课程整合。 1 年临床实践阶段：科室轮转。 1 年项目学习阶段：医学生以职业兴趣为导向选择研究项目。 特点：医学生在最后一学年根据兴趣爱好选择 1 个进行项目研究。医学生可以考虑从事某种科学研究和教学，如专注急救护理所需的知识和技能，选择解剖学相关专业知识和重要职业，从事初级保健职业或者全科医学方向，以及有兴趣为城市服务不足人群和个人提供优秀的教学与实践培训及职业咨询。这样的课程模块有利于培养医学生的科研创新能力
哥伦比亚大学医学院	模块课程主要分为 18 个月临床前课程阶段 +12 个月临床见习 +14 个月选修课和学术项目。 特点：整个医学院课程拥有 4 条独特的课程主线，包括生物医学信息学，医疗决策（临床推理和决策分析），公共卫生，系统、领导、集成和管理
杜克大学医学院	1 年核心基础科学 +1 年核心临床实习 +1 年学术研究 +1 年选修循环。 特点：医学院将传统的结构化培训从 4 年压缩为 3 年，使学生有 1 年时间进行学术研究，追求自己的独立兴趣。在此期间，许多医学生获得了第二学位，除了医学博士学位之外，还可以获得公共卫生硕士、理学硕士或管理硕士学位

3. 六所高校医学院的实践教学及其特点

医学实践是科学、研究和技术的融合。六所高校医学院的实践教学环节较为丰富，主要呈现以下四个特征。

（1）临床实践贯穿医学教育的整个过程。六所高校医学院从第一学年到第四学年都逐层安排相应的临床实践课程。哈佛大学医学院开设为期 1 年的医学实践（The Practice of Medicine，POM）纵向课程和向 PCE 过渡课程。它整合了基础沟通、体检和临床推理技能的教学，旨在与一系列基础和社会科学课程完全融合，共同为医学生进入临床见习和主要临床经验（PCE）阶段做准备。斯坦福大学医学院也在第一学年开设早期临床参与（Early Clinical Engagement，ECE）、早期临床经验和医学实践等课程，让医学生在早期接触病人，发展具体技能，从而了解不同的职业道路。杜克大学医学院从第一学年就开设早接触患者和实习医生临床技能计划，对患者进行病史采集和检查，同时让医学生在临床技能实验室进行标准化病人计划。杜克大学医学院还开设为期两周的临床技能培训沉浸式课程和贯穿前三年的纵向课程——临床技能基础，教学包括小组会议、大小组会议和独立学习活动，重点讨论医生 / 病人关系、沟通、面试、体检和基本咨询技巧，从而强化医学生的临床技能。

（2）具有较为丰富和灵活的临床实习选修课。临床培训的结构非常灵活，医学生既可以对核心见习的完成顺序进行自我安排，又可以任意选择相应的专科，在住院医生的监督下管理病人。

（3）临床实践机会多。医学生从入学之日起，每周都会接触标准化病人，由志愿者扮演成病人与医学生交流，这种真实训练一直持续到他们毕业，使医学生积累了一定的临床实战经验。比如，在约翰斯・霍普金斯医学院的模拟中心领先课程中包含了高保真度、低保真度模拟和标准化病人的实践学习课程。比如，医学生可以选择模拟课程，在九个不同的重症监护室中进行临床体验，通过教学和小组活动，掌握护理危重病人所需的知识、技能和态度。通过这样的模拟训练，医学生能够尽早接触临床，加强临床训练。斯坦福大学医学院的医疗创新和体验式学习，可以为医学生提供创新的选修课程，并为纵向学习和累积临床经验创造机会。

（4）多途径的实习渠道。斯坦福大学医学院开展基于社区的培训和研究，如社区参与办公室、儿科宣传计划、家庭和社区医学教育中心等。多渠道的临床实习路径为医学生提供了良好的临床实践和经验积累的机会。通过在诊所做志愿者，医学生获得基本的临床技能，并学会如何与多样化的人群密切合作。约翰斯·霍普金斯大学医学院的纵向流动见习（Longitudinal Ambulatory Clerkship，LAC）将医学生安排在一个门诊或社区环境中，从第一年的 1 月开始进行为期 12 个月的见习，由一名教师指导。医学生与病人直接接触，运用所学的知识，开发更先进的病人护理技术，在监督医师的直接指导下练习临床技能。哥伦比亚大学医学院的社区计划为医学生提供了很多参加各种内部组织建立的社区教育和社区建设项目的机会，让医学生成为社区的一员。社区计划不仅为医学生提供实习机会，而且整合社区多方面的资源，让医学生融入社区生活。

（五）教学方法

六所高校医学院采取小班化教学，增加了教师与学生、学生与学生之间的互动，有利于学生全面和谐发展和个性化教育。六所高校医学院的每门课程都采用多种教学方法，进行混合式教学，采取的教学方法主要包括案例研究（Case-Based Learning，CBL）、基于问题的学习（Problem-Based Learning，PBL）、自主学习、会议、演讲、小组讨论、团队建设、角色扮演、模拟教学等。美国医学院协会（American Association of Medical Colleges，AAMC）2019 年的调查结果显示，讲演式教学的比例自 2012 年以来逐年下降，讨论式、独立学习、同伴学习、角色扮演、团队学习等灵活多样的教学方法呈逐年上升趋势。国外各高校医学院的教学过程以学生为中心，注重学生的学习体验和学习感受，培养学生的创造性，促进学生多元化发展。

哈佛大学医学院在系统路径课程中使用的主要教学方法是基于案例的协作学习（Case-Based Collaborative Learning，CBCL）和翻转课堂等。斯坦福大学医学院实施交互式和混合式学习计划，通过“翻转课堂”把传统的课堂内容转移到在线网站上，开展基于视频的案例教学和游戏化课程，以保证教师和学生拥有更多的课堂时间进行互动学习。斯坦福大学医学院在医学实践课程上采用沉浸式和基于模拟的学习方法，包括基于临床问题的病例研究，使医学生具备批判性思维和沟通技巧，具备富有同情心的护理所必需的技能。约翰斯·霍普金斯大学医学院的基因与社会课程，结合讲座、阅读、小组问题解决会议、实验室和医学生主导的研讨会等，使医学生实现学习目标。新课程方案的执行需要学生主观能动性的配合，以及以团队为基础的学习模式（Team-Based Learning，TBL）、小组讨论、模拟训练等教学方法的综合运用。加州大学洛杉矶分校医学院强调医学生的自主和终身学习能力，通过基于问题的学习、实验室、讲座、会议、临床技能研讨会和独立研究探索等开展案例教学，以促进医学生对于医学知识的综合理解和掌握。哥伦比亚大学医学院的教学方法包括提供核心知识的讲座、基于案例的小组讨论、基于团队的学习练习和独立阅读等。哥伦比亚大学医学院每周安排一次会议，让医学生通过基于案例和团队的学习方式来进行讨论，以加强医学生对基础和临床的联系，提高医学生的综合素质。杜克大学医学院研究和实施了新改进的基于团队学习形式的“翻转课堂”教学方法，即通过基于团队的学习将基础科学内容与临床背景联系起来。该教学方法的实施有利于提升学生解决实际临床问题的综合能力。综上来看，六所高校医学院实施的教学方法注重医学生的参与度，以小组讨论、PBL、TBL 等教学方法为主，不仅培养了医学生的学习兴趣，还提升了医学生的创造能力，并有助于提升临床教学质量。

（六）考核评价

六所高校医学院的所有课程都能够为学生提供明确的评估信息，包括评价时间、评估形式、评估结果等。六所高校医学院采用的形成性考核，为医学生提供相应的学业反馈和建议，在肯定学生优势学科的同时，指出医学生尚待改进的学习内容。这些评估一般在课程学习或实习期间实施，以便给医学生充足的时间来改进不足的地方，完成学习目标。形成性评估包括测试或形成性客观结构化考试，或者通过教师与医学生面对面的讨论或书面形式进行。总结性评估是指教师在课程结束后对医学生的整体表现进行评估，关注医学生是否达到规定的课程目标或者结业目标。总结性评估除了在教室、学习室或实验室的考试外，还包括见习结束后督导临床教师对医学生见习的观察和评论。终结性评估则要求教师提供书面陈述报告，记录医学生的学业表现信息、学业观察和评估结果等。

哈佛大学医学院对医学生的评估有多种形式，这种评估是一个持续、动态、关键性努力的过程，最终使医学生拥有哈佛大学医学院所要求的核心竞争力。为了使医学生达成相关的能力目标，哈佛大学医学院的评估包括形成性考核和总结性考核，采用多项选择考试、开放式课程考试等方式进行定量考核，或者通过教师和医学生的当面讨论或书面报告进行定性考核。哈佛大学医学院所有的预备课程（包括临床课程）、必修的见习和临床选修课在课程的中间阶段为医学生提供正式的形成性评估，并尽快提供反馈，让医学生有机会提高自己的能力。按照相应的课程安排，形成性反馈有不同的形式，包括教师和医学生之间的单独会议，教师在会上对医学生的课程进展情况进行审查，并提出修改建议。教师以书面形式向个别医学生提供叙述性的反馈，并附有对医学生学习策略的修改建议，在客观衡量学生对知识的掌握情况后，向每位医学生提供统计数据，针对不同层次的医学生提出相应的建议。另外，哈佛大学医学院有为期四周或更长时间的见习、临床选修课，主要是针对临床沉浸和床边教学，在见习结束后为每位医学生提供一份书面总结性叙事评估。这种叙述性评估在大多数情况下是由实习期与医学生一起工作的教师和住院医师提供的多种叙述的综合，其中包括科目考试（National Board of Medical Examiners，NBME）、口试、临床评估练习（Clinical Evaluation Exercises，CEE）、临床实习评估结果和发展建议等。斯坦福大学医学院的课程考评根据学生的学习活动，如测验、短文、实验练习、问题集、报告和小组讨论，由课程负责人进行评判；必修临床实习采用基于标准的评估系统（Criterion-Based Evaluation System，CBES），在病人护理、专业精神和人际交流及医学知识三个领域对医学生的表现进行评估。只有成绩符合每个领域的既定标准，医学生才能获得较高的分数。斯坦福大学医学院采用标准化病人教学和评估，旨在为医学生的临床、跨文化和人际交往等技能的学习提供模拟环境。

约翰斯·霍普金斯大学成立的评估和评价办公室（Office of Assessment and Evaluation，OAE）通过选择、设计与实施评估和评价工具，支持对学生的评估和对项目的评价。OAE 通过分析、报告和使用相关数据，促进教师对学生评估和项目评估的理解。同时，教师能在与学生评估和项目评估相关的领域开展活动，如有效性、可靠性、考试蓝图、标准设置、测试和项目分析等。此外，OAE 还在研究设计、统计分析和解释等方面提供咨询，为医学和生物医学教育等方面的学术报告准备材料。

加州大学洛杉矶分校医学院在临床前基础阶段，通过基于计算机的考试和每个模块末尾的临床表现考试，对医学生进行评估。医学生每周都要在各个板块进行自我评估测验，并自行调整学习时间或重点。在实习基础阶段，所有医学生必须完成实习重点基础课程。这个为期 1 周的课程旨在回顾和评估医学生对关键技能和活动的熟练程度，因为从实习的第一天起，这些技能和活动就对住院医师的工作至关重要。在第三年的实习结束时，学生必须完成并通过临床表现检查（Clinical Performance Examination，CPE）。该检查由志愿者扮演的八个标准化临床病例组成，每个病例都要求医学生有一个集中的练习和书面练习，并要求医学生提供个人反馈。该检查旨在提高医学生在病史采集、体检、信息共享、患者和医生关系等方面的能力。

哥伦比亚大学医学院的临床实习评估包括临床表现、口头陈述、患者书写、客观标准化临床检查（Objective Standardized Clinical Examination，OSCE）和国家医学检查委员会见习考试的所有方面。杜克大学医学院将信息技术及计算机和模拟的使用纳入学生的学习与评估中，实施标准化和有效的进展评估，仔细评估学生获得的知识、技能和态度，以适应每位学生的未来目标。

三、讨论与启示

本节通过分析国外六所高校医学院医学人才的培养目标、能力要求、课程设置、教学方法和考核评价等五个环节要素，得出如下结论：六所高校医学院的医学人才的培养目标明确，课程体系完善，临床实践种类丰富，教学方法和考核形式灵活。虽然国情、文化的不同使得中外的医学教育存在差异，但研究国外医学教育的先进理念和模式，可以为我国高职医学人才的培养提供借鉴。具体启示如下。

（一）明确人才培养目标，促进学生多样化发展

国外高校医学人才培养的顶层设计与核心目标，不是单纯地培养知识型人才，而是塑造具有国际视野、创造力和竞争力的领导人才。当代医学人才培养需要关注的问题，包括医生的职业素质和技能、掌握现代医学信息的能力、宣传群体健康等，并针对如何实现这些目标提出优化策略。围绕这一目标，我国高职医学院校应当制定相应的知识、能力、技能要求，并紧扣人才培养目标来设计和开设配套的临床前基础课程、临床实习、选修课和学术研究等，最后用多种形式的考核对学生进行评价。我国高职医学院校受到地理环境、办学定位、办学类型和教学资源的影响，在医学人才培养目标方面有一定的差异。我国高职医学院校的教学目标不明确，影响了实际的医学教育质量。随着现代医学模式的转变和现代信息技术的飞速发展，不管是发达国家还是发展中国家，都在不断改革医学教育模式，完善医学人才培养目标，以期培养出能够应对未来健康领域重大问题的医学人才。未来的医生在价值倾向、知识能力、临床思维、科学研究等综合素质方面应当提升到一个新的水平，并随着时代的发展而不断提高。因此，我国高职医学院校的人才培养目标需要体现“以学生为中心”的现代医学理念，在能力培养和课程设置方面突出学生的多样化发展，以期培养出未来医学发展所需的复合型医学创新人才。未来医生的身份应该是多重的，他们不仅是医疗者、健康管理者，还是医学研究者、医学教育者。这既是现代医学发展对科技创新的新需求，又是人民群众对健康服务的新要求。

（二）加强医学人文教育，提升医学生人文素质

阿诺德·戈尔德（Arnold Gold）指出，人文医学是关爱患者，为患者提供富有同情心的临床服务，并传承人文教育，把人文关怀作为一项事业。高等医学院校应把职业素养和人文关怀作为医学教育非常重要的组成部分，增强医生的职业操守，使医生富有同情心，提高医生的人际沟通与交往能力，让医生给予患者更多的人文关爱，同时不断提高医生的满足感和幸福感。研究表明，国外高校的医学人文教育有以下三个特点：一是具有系统性和连贯性。国外高校医学院从第一学年就加强医学生对行为、文化、伦理、社会和社会经济等课程内容的学习，从

而促进医学生的职业认知，加强医学人文精神和临床知识的渗透；相关的课程一直贯穿四年的学习过程，在医学生进行临床实习以后，国外高校医学院开设职业概要、过渡到住院医师等课程，让医学生结合临床实践和社会互动进行人文反思。二是课程类型丰富，注重学科之间的相互融合。国外高校医学院将专业精神、医学伦理、社会医学、健康政策和人口健康等人文课程整合在临床前课程模块中，加强医学生对基础和社会科学课程相结合的纵向临床课程的学习。三是注重人文教育的实践性和应用性，全面提升学生的职业能力。例如，斯坦福大学医学院专门制定教育者关怀计划（The Educators-4-Care，E4C），为医学生配备 E4C 导师，促使医学生成为富有技能、同情心和责任感的医生。美国医学人文教育基于现实问题开展教学，除了开设人文课程，还有讲座、小组讨论、研讨会和案例分析等形式。国外高校医学院通过灵活多样的教学形式，充分调动医学生的主观能动性，提出解决实际临床问题的思路，提高医学生的批判性临床思维能力和实践能力。

目前，我国高职医学院校的人文课程建设已经取得一定成绩，但仍然存在一些问题。例如，医学人文课程没有统一的标准、缺乏连贯性、学科之间存在壁垒等现状，影响了医学人才培养的质量。因此，医学教育的发展需要在传统生物医学科学的基础上，结合现实的社会心理背景，融入大量的社会科学，做好跨学科的学术准备。同时，借鉴国外较为完善的人文教育体系改革经验，加强我国医学人才的职业精神和人文素养培养，对推动我国医学人文教育改革具有重要的意义。

（三）采用项目式和模块化课程，更具灵活性和个性化

国外高校医学院采用的模块化课程体系一般分为核心课程、临床实习、选修课、学术研究及其他课程，课程内容以医师执照考试内容为依据，注重各学科的综合性和交叉性，具有很强的实用性，而且更新速度快，紧密结合医学发展的前沿成果。从国外高校医学院课程体系的特征来看，课程学习是培养医学生的重要环节，其开设情况直接关系人才培养的质量。医学生不仅需要在课程学习中掌握理论知识，还需要树立大健康意识和疾病预防意识。目前，我国五年制医学教育课程采用传统的三段式教学，各学科之间相对独立，造成知识的重复和脱节，

使医学生缺乏系统思维，很难把所学到的知识融会贯通、学以致用。合理先进的课程体系在很大程度上决定了基础教学和临床教学的效果，这有助于培养医学生的临床思维和批判性思维，有利于医学生在医学实践中不断提高综合能力。高职医学院校应加强医学整合课程的改革，注重课程内容的综合性和交叉性，加大基础与临床、理论与实践、专业与人文的整合，充分体现课程设置的系统性和整体性，从而有利于学生对基础医学和临床医学等知识的掌握。

（四）创新临床实践形式，突出临床实践能力

培养实践能力是医学人才培养的重要任务，安排合理的临床实践时间和形式，是决定医学人才培养的关键要素。现代医学人才需要具备分析临床问题、解决问题及处置各种疾病的能力，而在临床实践中，如何以社会需求为导向，以岗位胜任力为目的，提高医学生的临床实践能力是目前我们亟待解决的问题。国外高校医学院把培养医学生临床实践能力贯穿于整个医学教育过程中，采用各种形式的临床实践，为医学生提供了大量的实践机会，鼓励医学生参加各项活动，如社区培训、研讨会、案例研究、小组讨论等。约翰斯·霍普金斯大学医学院每个月都会展示临床教学案例、举办主题研讨会，帮助医学生掌握临床知识。此外，国外高校医学院把全科医学和家庭医生培养计划作为临床实践的一种重要形式。

（五）应用多种灵活的教学方法，注重培养医学生的创造力

国外高校医学院校坚持以学生为中心的培养理念，注重培养医学生的创新精神和创造力，几乎每门课程都采取以问题为中心（PBL）、以团队为基础的学习模式（TBL），并结合案例研究（CBL）、翻转课堂、标准化病人模拟训练等多样化的教学方法。在课堂上，教师通常采用提问题或展示病例的方式向医学生提出学习的内容，医学生查找相关文献，然后以小组的形式相互交流讨论，找到解决问题的思路和办法，最后进行问题总结和分析。讨论式的教学方法突出医学生的主观能动性，注重培养医学生独立思考和合作交流的能力，激发学生的创造力。不仅如此，医学生还可以根据自己的爱好选择感兴趣的课程。讨论式教学和翻转课堂等多样化的教学方法是将知识与技能有机结合起来的一种行之有效的途径，有利于建立基础医学理论和临床实践之间的联系，培养医学生的动手能力和

临床技能，从而培养医学生的创造性思维。我国应该借鉴国外高校医学院灵活的教学方法，改革传统的以授课为主的教学方式，通过“以医学生为中心”的小组讨论，提高医学生学习的自主性和创造性，着力培养创新型医学人才。

（六）完善医学教育的考核评价和认证制度，与国际接轨

国外医学教育具有较为完善的考核体系和认证制度，用于保障医学人才培养的高质量发展。例如，美国医学教育委员会有明确的认证标准规定，通过采用同行评审的方式保证医学教育项目和课程达到专业认证标准，确保学生能够掌握必备的专业知识、临床实践能力及终身自主学习能力。美国联邦医药协会（Federation of State Medical Boards，FSMB）和美国国家医学考试部（National Board of Medical Examiners，NBME）主办的美国医师执照考试（USMLE）分为三个阶段，该考试是所有美国实习医师必须通过的考试。第一阶段是临床前专业知识学习结束后的基础医学考试，第二阶段是临床实习结束后的临床医学知识和技能考试，第三阶段是住院医师培训结束后的临床医学技能考试。国外高校医学院的考核形式多样化，有形成性考核和总结性考核，有定量的等级评分、定性的意见反馈，也有临床表现检查（CPX）、客观标准化临床检查（OSCE）等临床实习考核。国外高校医学院的课程和教育理念是以支持学生成长或发展为导向的，而不是以绩效为导向的，所有考核评估都是基于能力框架进行的绩效观察和评估。不管它们是如何构建、获得或完成的，所有的评估都清晰地聚焦于每个课程或临床实习是否与既定目标保持一致。我国应当不断完善执业医师资格考查及审核体系，同时继续完善临床医学认证制度，扩大第三方专业认证团体的规模，不断提高我国临床医学认证的专业性和国际化。高职医学院校应该设置多样化的考核形式，注重以能力为导向的考核，增加形成性考核和定性考核，严格落实人才培养的各个环节，以提高医学人才培养的质量，为健康中国建设助力。

第三节　我国临床医学人才培养的优化策略

一、高职医学院校临床医学人才培养方案

随着现代医学技术的快速发展，以及“大医学”“大卫生”和转化医学的倡行与探索，传统医学模式还不能适应现代医学人才培养的需要。为了使医学教育能够适应现代卫生事业发展的需求，服务于健康中国战略，本书对我国临床医学人才培养方案进行总结和反思，结合我国高职医学院校临床医学人才培养方案的特点，得到如下启示。

（一）完善人才培养目标

未来的临床医学人才至少应符合四个要求。一是具有医学科学、人文科学、社会科学等完整的三维知识结构；二是具有良好的身体状态、心理状态和精神状态；三是具有从事社会工作的能力；四是具有较强的自学能力、创新实践能力和预见能力。由此可见，未来的医生是具有更高层次的知识、技能、素质等的复合型人才。医生从事社会医疗工作的能力应该符合健康中国建设需求，这不仅要求医生具备诊治疾病的能力，还要求医生具备预防、康养和健康管理的能力，更要求医生注重人群健康需求，承担维护群体健康的责任。从培养目标来看，高职医学院校对医学生的公共卫生能力要求的定位还比较薄弱，“大预防”和“大健康”观念还没有更好地体现出来。其中，只有个别高职医学院校的培养目标中提到学生应当掌握系统群体预防的知识和承担群体健康的责任，这显然不能很好地适应健康中国战略的发展需求。当前，高职医学院校强调培养高级应用型医学人才，要求学生有一定的临床实践能力和终身学习能力，为以后的医疗卫生工作和深造奠定基础。另外，结合健康中国战略背景和未来医生的职业要求，完善临床医学人才的培养目标可以从以下三个方面考虑。一是要强化培养目标中临床医学与公

共卫生的结合。为了增强“大预防”观念，我国高职医学院校可将系统的群体健康维护纳入培养目标，以增强医学生对个体和群体预防的服务意识，满足健康中国的发展需求。二是要在培养目标中体现创新精神的培养。随着社会的发展，学生必须不断提升专业水平，包括知识、能力、态度等，而创新精神是确保学生不断进取的关键。只有不断提升医学人才的创新意识和创新精神，才能满足人们日益增长的医疗和健康需求。三是要体现培养目标的时代性，及时捕捉现代医学的新要求。在“健康中国”背景下，高职医学院校应当积极探索多学科交叉体系，培养符合社会发展要求的高级医学人才，为健康中国建设提供必要的人力资源保障。我国高职医学院校应当加强医科、工科、理科和文科的交叉融合，构建多维网络式的知识结构，全面提高学生人文素养、实践能力和创新能力。

（二）提升学生的综合能力

在现代医学“生物—心理—社会—环境”的大健康医学模式下，医学人才所应具备的知识能力和素质结构已经发生了相应的改变。医学生应当具备预防保健、常见病诊疗和转诊、康复疗养及健康管理等能力，完成从疾病治疗者到健康干预者的身份转变。多样化的工作性质决定了临床医学教育注重人才综合能力的培养，以岗位胜任力需求为目标，涵盖临床医学专业所需的知识体系。目前，部分高职医学院校对学生人文素养的培养还停留在以往的生物医学模式，所要达到的目标仅仅是符合医疗服务的要求，并未突出“大健康”“大人文”的理念。这说明高职医学院校对“以健康为中心”的疾病预防、防治结合的理念重视程度还不够，医学生在疾病预防和健康促进方面的能力还有待进一步加强。我国高职医学院校应当从以下三个方面对医学生的综合能力进行强化。

一要提高医学生的文化素养。在“大卫生”“大健康”理念下，人民群众对健康服务的需求越来越高，健康意识逐渐增强，这就要求医学生必须具备更高的职业道德、沟通技能和人文素养。高职医学院校应当在医学教育中融入文化素质教育，开设道德、审美、文化、艺术、法律等必修课或选修课，注重思想道德修养和人文社会科学的教育，实现社会科学、人文科学、自然科学并重的目标，在培养要求方面体现以病人为中心的理念。医生应当关注病人的偏好，充分考虑病人的利益，让病人参与到诊疗方案制订过程中，制定个性化的诊疗方案。这就要求学生增强自身的服务意识和沟通合作能力。面对如今愈加紧张的医患关系，医生在治疗病人的同时应该有效地和病人沟通，给予病人一定的人文关怀。这就要求医学生在关注患者医疗卫生需求的同时，努力成为集心理疏导者、咨询师和健康管理者于一体的人文关怀型医生。

二要提高医学生在疾病预防和群体防护方面的能力。高职医学院校应当加强医学生的预防医学观念，把熟悉国家卫生工作的方针政策和法律法规列入教学计划，让医学生对健康中国战略形成普遍认知，并让医学生熟悉国家卫生法律法规、基本医疗制度等相关文件，同时将健康与社会方面的要求纳入培养方案。医生应当具有保护和促进个人与群体健康的意识，强调“大卫生”的观念，在重视影响人群健康的社会、心理和自然环境等因素的同时，应当坚持“公平公正”理念，为实现有限资源的合理分配和社会的健康综合治理作出贡献。这就要求医学生不仅要掌握基本的临床流行病学知识和方法，而且要具备重大传染病的鉴别诊断和紧急处置救护能力。

三要提升医学生的实践能力。医学生的实践能力培养应该基于岗位需求，以基层就业为导向，让医学生在知识、能力和素质等方面得到新的提升。高职医学院校应该注重培养医学生在预防、保健、治疗、康养、健康教育等方面的基层医疗服务能力。医生应当增强“大健康”意识，由传统医疗向预防、诊疗、康养过渡，同时掌握全科医学知识和技能，将疾病预防、康养的知识和理念结合到临床实践中，对人民群众实施全生命过程的健康管理。

（三）构建合理的课程体系

随着生态环境和人们生活方式的改变，我国面临着复杂的健康问题。要想解决这些健康问题，就必然需要多重学科协调发展。部分高职医学院校的课程结构还没从生物医学模式转变，忽视了人与社会的因素，学科之间的衔接缺乏整体性和灵活性；公共卫生课程设置缺乏系统化的安排；实践教学的比例和课程内容的差异较大。总体来讲，实践教学环节还偏薄弱；课程内容的更新较慢，相对缺乏医学新进展和新成果的融入。我国高职医学院校应当从以下四个方面来完善课程体系。

一是调整公共卫生课程的比例，开设系统的预防医学课程。从调研的课程设置来看，培养临床医生基本能力和素质的课程开设得比较完整，但提高公共卫生和医疗卫生服务能力的相关课程较为欠缺，开设的课程很少涉及甚至没有提及社会医学、循证医学、健康管理学等相关内容，这样的教学不利于培养和发展学生的预防观念、疾病防控意识与群体的防疫防护能力。我国高职医学院校应当增加公共卫生课程内容，强化公共卫生与临床医学的融合，不断提高学生的公共卫生能力和对全生命周期的健康服务能力。

二是加强临床实践教学。实践教学是培养学生临床实践能力、临床思维能力、创新能力的重要环节，但是高职医学院校的实践教学环节较为薄弱。从研究结果来看，开设的临床技能训练课程和社区卫生服务实习的比例不到50%，应当增加临床医学技能训练课程，完善社区卫生服务实习安排。高职医学院校应当通过强化医学生的临床技能训练，提升医学生的临床实践能力，培养出高素质的医学专业人才。社区卫生服务实习有助于学生了解我国社区卫生服务的工作流程，加深对慢性病、疾病预防和全科医学的理解，有利于培养学生的沟通能力、团队合作能力和健康宣教能力。高职医学院校应当加强实践教学，注重培养医学生的临床能力，强化医学生对传染病的防控防治能力和公共卫生服务能力。此外，高职医学院校应当开设实践创新课程，鼓励和支持医学生参加竞赛、科研创新活动、社会实践与课外实践。

三是推进器官系统课程整合。传统的“三段式”课程体系存在学科之间的知识不连贯、内容交叉重叠，理论与实践脱节，人文精神和创新能力重视程度不够等问题，不能适应大健康医疗卫生服务的需求。本书发现，只有一半的高职医学院校在进行器官系统课程整合的改革，且实施的范围还是以器官系统为中心的医学基础或医学临床的部分整合，没有真正地打通学科界限，没有完全把各学科的知识串联成一条线。器官系统课程整合有利于全面提升医学生的临床思维能力、自主学习能力、临床应用能力和创新能力。高职医学院校应当推进课程整合，以“器官系统”为基础，将医学与人文、基础与临床、临床与预防等知识进行重组，强化对医学生临床思维能力和实践能力的培养。

四是开设灵活多样的选修课。选修课的开设是高职医学院校加强医学生的医德教育、人文素养、临床实践和科研思维等方面的重要补充。为了提高医学生的综合能力，拓宽医学生的视野，高职医学院校应开设跨专业教育课程或丰富多样的选修课，让医学生按照自己的兴趣爱好、学习计划进行选择，完成相应课程后方可得到相应学分。高职医学院校应当加强对选修课的建设和完善，突出课程设置的前沿性和交叉性，不断更新教学理念和教学内容，将医学新进展、新技术和新成果融入课程中。在为医学生打好知识基础的同时，高职医学院校应当注重保证选修课的时效性和科学性。此外，高职医学院校应当着力提升医学生的实践能力和创新能力，加强医学生综合能力的培养，这对提高医学教育的质量具有重要意义。

二、临床医学人才培养方案定性策略

（一）加强医学人文理论和实践相结合，融入人文关怀，提高医学生人文素养

“健康中国 2030”目标的完成不仅需要医学生掌握精湛的医术，还需要医学生具有较高的医学人文素养，两者有机统一，和谐发展。健康中国战略提出“以人民健康为中心”，为个体或群体提供全方位、全流程的健康维护，并给予更多的人性关怀。本书发现，一半以上专家认为临床医学生的人文教育薄弱，医患沟通能力和人文关怀的欠缺最为突出。部分专家建议将人文专业与医学专业深度融合，结合临床医学专业的特点，使人文教育与医学知识相融合，让医学生在实践中更好地感悟人文精神，在专业课中融入人文情怀。“健康中国 2030”要求全科医生在关注患者医疗需求的同时，给予患者人文关怀。高职医学院校应当营造全方位的人文教育氛围，提升医学生的人文素养，培养有温度、有情怀的医生，使医学生真正担负起维护人民群众健康的职责，助力健康中国战略的实施。

（二）调整优化公共卫生课程模块的比例，增强医学生对疾病的预防观念和对群体健康的责任意识

多数专家认为，临床医学与公共卫生是相互融合的，临床医学生具备一定的预防医学知识和能力，对临床工作的开展有着很好的推动作用。根据专家的反

馈，临床医学生对预防医学的重视程度不够。结合健康中国战略背景下的“大卫生”“大健康”观念，临床医学生应当具备保护和促进群体健康的意识与责任，给人们提供全方位的健康维护。施红英等人的研究也表明，我国高职医学院校势必要加强新时代临床医学生预防理念的培养，从强化预防为主的观念、完善课程体系、注重预防与临床的融合和提高临床研究能力等方面来完善临床医学生的人才培养方案。这与本书的研究结果吻合。多数专家强调，高职医学院校应当注重医学生预防观念的培养，强化临床医学生在群体预防、群体防护、群体保健等方面的能力训练，同时调整和优化公共卫生课程模块的学时、学分比重，开设健康教育、健康管理等相关课程，注重培养临床医学生对疾病的预防和控制的能力，加强医学生的群体健康维护意识。

（三）开展器官系统课程整合改革，促进医学生临床思维能力的培养

在现代医学模式转变和健康中国战略实施的背景下，“大预防”“大健康”的医疗理念对医学教育提出了更大的挑战。时代的发展需要学生进一步理解和掌握专业知识，提升临床综合思维能力、临床实践能力以及自主学习能力。器官系统整合课程以器官、系统和疾病为中心，整合各学科知识，实现从机能到形态、从微观到宏观、从正常到异常、从基础到临床等知识的融合，强调知识的完整性和系统性，有利于培养学生的临床思维和技能。大部分专家对器官系统整合课程比较看好，认为其更贴近真实的临床环境，有助于学生对医学知识的系统理解与掌握，提高解决临床实际问题的能力。吉金山等人应用 Meta 分析系统评价了器官系统整合课程在我国临床医学专业中的教学效果，认为其在短期内取得了积极的效果。为了提升医学生的全系统临床思维能力，满足健康中国战略给予人民群众全生命周期的健康服务需求，高职医学院校应当积极推进器官系统课程整合的改革，以适应健康中国建设对医学人才的要求。

（四）扩大实践的途径和渠道，强化早临床、早社区，提高学生临床思维能力和健康服务意识

早期接触临床让医学生尽早形成正确的职业认知，加强基础和临床知识的衔接，不仅能够提升医学生的学习兴趣和能力，而且可以加强医患沟通，提升学

生与医务人员的团队合作能力。多数专家认为“早临床”并不仅仅是在早期训练医学生的临床动手能力，而是让医学生能够尽早接触临床，积累更多的临床经验，这对医学生的临床认知和临床思维的培养具有重要意义。此外，专家认为，整个实践教学应当增加社区或基层的实践环节。目前，国内高职医学院校在“早社区”这一个层面还比较空白，医学生的学习太过专科化，容易造成与基层的脱节。“早社区”能让学生走向社会，熟悉和掌握临床的“六体一位”，满足健康中国战略对健康服务的需求。另外，专家提出高职医学院校应该通过模拟医学实验实训中心，为医学生提供临床技能的训练机会，提升学生的临床技能。总之，高职医学院校应当通过多渠道、多途径，不断加强临床医学生在职业认知、临床思维、临床技能等方面的训练，从而提升医学生的岗位胜任力，让医学生能更好地适应社会发展的需要。

（五）促进现代信息技术与医学教育的融合，提高学生学习的自主性

高职医学院校应当利用现代信息技术在线、开放、共享的特性，开展慕课、翻转课堂、碎片化学习等线上线下混合式教学，体现以学生为中心的教学模式。大多数专家认可线上教学，认为线上教学是一种很好的教学手段，它利用大数据将新的理念和新的技术融入课堂，再配合线下课程的教学，有助于提高学生的解决问题能力和自主学习能力。也有专家指出，高职医学院校需要现代信息技术，但不能过度地依赖它，因为所有的虚拟都比不上临床的真实感受。我国高职医学院校应当加快医学在线开放教育的前进步伐。我们相信，互联网的飞速发展定会给未来医学教育带来更大的革新。

三、临床医学人才培养方案的优化策略研究

健康中国战略坚持以人民为中心的发展思想，全方位、全周期地维护和保障人民健康，为实现“两个一百年”奋斗目标和中华民族伟大复兴的中国梦提供坚实的健康基础。为了使临床医学生能够满足国家和社会发展的需求，我国临床医学专业的人才培养要紧紧围绕健康中国战略而展开。高职医学院校应当根据我国基本国情，借鉴国际先进的医学教育经验，遵循学生发展规律，围绕办学宗旨、

培养目标、培养要求、课程设置、评价体系、管理体制等方面培养面向世界、面向未来、面向现代化的新时代医学生，全面提升我国医学人才的国际竞争力，为提高我国人民群众的健康水平提供坚实的人才保障。

（一）优化原则

国际医学教育专门委员会制定的《全球医学教育最低基本要求》，世界医学教育联合会修订的《本科医学教育质量改进全球标准》，我国制定的《本科专业类教学质量国家标准》《中国本科医学教育标准——临床医学专业》《关于深化医教协同进一步推进医学教育改革与发展的意见》等都为我国临床医学专业人才的培养指明了方向。在新的时代背景下，我国医学教育需要不断地完善和改革。本书认为，为了满足健康中国战略的发展需求，临床医学专业人才培养方案的优化应该遵循以下四个主要原则。

1. 以人为本的原则

医学的研究对象是有生命、有情感的人，而医学是自然学科与人文学科相互交叉的综合学科。以人为本的原则包含两个方面：一是以学生为中心的教学理念。高职医学院校应当突出医学生的主体位置，激发医学生的潜能，积极调动医学生的自主性和创造性，重视医学生的个性化和多样化发展。二是将以人为本理念全面贯穿于人文素质教育的内容、方法和实践等各个环节。医生是为人服务的，更应坚定以人为本的服务理念，始终坚持“关注病人身体健康和心理健康”的使命追求。从健康中国战略来看，未来医学将真正践行生命至上、健康至上的价值理念，并为了全人类的健康而存在。

2. 以预防和健康为主的原则

高职医学院校应当主动对接健康中国战略，树立“大卫生”“大健康”的理念，实现从“以治疗为主”向“以预防为主”、从“以疾病为中心”到“以健康为中心”的转变，满足人民日益增长的健康服务需求。“大健康”指的是现代医学对人的高品质生活有更深层的理解，包括健康的管理、维护和促进。“大健康”理念为现代医学人才培养指引了发展方向，培养的重点需要从疾病治疗向预防、诊疗、康养延展，并结合环境、文化、经济、社会等因素对健康进行全方位维护。

高职医学院校以健康中国战略中的服务人类全生命周期健康理念为原则，培养具有防治结合能力的综合型医学人才，以持续地保障全民健康。

3. 前瞻性原则

医学是一个知识和技术更新非常迅速的学科。随着科学技术和临床医学的不断发展，高职医学院校在研究社会和未来医疗卫生体系对医学人才的需求时，应该注重体现前瞻性原则，用发展和变化的眼光制定人才培养方案。首先，高职医学院校应当遵循预见性和超前性的原则，明确人才培养目标，围绕未来医生所需要掌握的知识结构、能力结构和技能要求等，对培养方案的培养目标、毕业要求、课程设置等进行优化。其次，高职医学院校应当关注医学专业领域的发展趋势，注重人才培养方案的更新和发展。最后，随着现代化信息技术的发展，高职医学院校在课程设置方面要充分考虑教学内容的更新，并融入与专业相关的新知识、新技术、新方法，以体现前沿性和先进性。

4. 创新性原则

《“健康中国 2030”规划纲要》提出，我国要大力推动健康科技创新，全面建设健康信息化服务体系。医学科技的每一次重大飞跃都给医学教育注入了新的活力和生机，同时也给高等医学教育改革带来了重大的挑战。健康中国战略让医学的本质回归到以预防为主、防治结合的健康保障上。为适应医疗卫生发展需求，我国需要引入更先进的医疗技术以及具备创新能力的医疗人员和研究人员，而高职医学院校的重要任务是加大医学创新教育，培养具有创新意识与创新能力的杰出医学人才。因此，高职医学院校在制定临床医学专业五年制人才培养方案的过程中，应当坚持深化教育改革创新，其中包括课程建设、实践教学、教学方法、考核形式以及创新创业教育与专业教育的融合等方面的改革。

（二）优化思路

新时代对我国医学教育提出新的启示和改革要求，高职医学院校可以围绕以下几个方面进行改进：推动医学教育模式的转变、提高学生综合素质能力、推进医学课程体系和教学内容的改革、加强线上线下混合式教学等。高职医学院校应当以健康中国建设为需求，用“大健康”的理念优化人才培养方案，准确把握健康中国建设的内涵，综合考虑健康中国战略对临床学生的新要求，把“大健康”“大预防”的理念有机融入临床医学专业人才培养方案，有效推进以“大健康”为中心的现代医学改革。

高职医学院校应当从明确人才培养目标出发，调整培养的要求和规格、优化课程设置、创新教学方法、改进考核形式，根据人才培养目标和能力要求，科学设置课程模块，合理分配学时学分，构建由基础医学与临床医学整合课程、人文素养与社会科学课程、疾病预防与健康促进课程、临床思维与实践课程、素质拓展与创新课程等五大模块组成的课程体系。

在健康中国战略背景下，高职医学院校应当优化临床医学专业人才培养方案的思路。主要从以下八个方面出发：一是立足于素质教育，注重知识、能力、技能的全面发展；二是建立完善的人文教育体系，体现人文教育的纵向式发展；三是改革课程体系，注重课程的整合，体现基础医学与临床医学有机结合的原则；四是更新教学理念，体现“大健康”观、“大卫生”观，加强学生预防战略意识；五是改进实践教学体系，加强培养学生的实践能力、创新能力；六是改革教学方法，突出以学生为中心的教学理念，注重培养学生学习的自主性和积极性；七是随着科学技术的飞速发展以及学科之间的相互交叉和融合，及时将前沿知识和技术融入课堂；八是改革考核机制，运用多种灵活的考核形式，更加注重综合能力的评价。

（三）优化策略

1. 明确培养复合型人才的目标

培养目标在整个人才培养过程中占据重要位置，是开展所有教学任务的基础，也是所有教学活动的落脚点。临床医学专业人才培养目标的设定应该充分体现新时代的特征，符合健康中国战略要求、国家高等教育的政策规定、教育发展和个人成长的基本规律，紧密结合社会发展、医学进步和健康变化的特征，满足社会对医学人才的新要求。临床医学专业人才的培养应当注重医学人才的全面发展，塑造复合型人才。随着健康中国战略的推进，未来医生既要治疗已经发生的疾病，又要预防未来可能发生的疾病，体现疾病预防和群体预防的思维。高职医学院校应当优化服务生命全周期、健康全过程的临床医学培养结构，加快现代信息技术与医学教育的融合，培养拥有多学科交叉背景的复合型医学人才，助力健康中国建设。同时，未来医生有着多重身份，如医学专家、健康管理者、研究者、教育者、咨询师、心理师、信息专家等。因此在职业定位方面，高职医学院校应该体现教学的多目标原则，构建医学和工学结合、医学和理学交叉、医学和文学融合的大健康学科体系，培养符合社会发展的多元化复合型医学人才，注重因材施教，突出医学生的个性化发展。

2. 完善知识能力素质结构

优化策略提出的培养目标更加强调公共卫生学科在健康中国建设中的引领作用，以及“大健康”理念下复合型的知识、能力和素质的结构体系。高职医学院校要不断以健康中国战略为新的价值和目标导向，采用国际视野和“大健康”观、“大卫生”观来解决医学发展的前沿问题，培养德智体美劳全面发展的未来医生，立足于服务生命全周期、健康全过程，为健康中国建设助一臂之力。

3. 重构课程体系

传统的以学科为中心的教学模式已经不能适应“大健康”背景下的医疗服务需求，高职医学院校应当推进医学课程整合，注重培养具有临床思维与实践能力、创新能力、人文关怀与健康促进能力的医学专门人才。高职医学院校应当构建五大课程模块，即基础医学与临床医学课程、人文素养与社会科学课程、疾病预防与健康促进课程、临床思维与实践课程、素质拓展与创新课程。五大课程模块下分别设置相应的课程，在完成医学专业课程学习的前提下，学生可以根据自己的兴趣选择选修课。高职医学院校要注重医学与当代健康问题的结合，在课程中融入新理念和新技术，增设新兴、边缘和交叉学科课程。课程整合后的教学模块强化了“大健康”背景下的学科交叉融合，推动了医学学科的内涵式发展，着力培养了学生的岗位胜任力，突出了未来医学人才的知识结构。

（1）促进基础医学与临床医学的纵向整合。在现有课程基础上，高职医学院校应当构建以器官系统为中心的整合课程，突出临床医学专业的核心课程，以临床问题为导向，加强基础与临床、临床与预防、专业与人文等课程的融合，注重课程的交叉性。当前，国内大多数高职医学院校仍以传统的医学教育模式为主，医学整合教育改革在国内尚未全面开展，部分高职医学院校开展的教学整合多为基础课程和临床课程的分段式整合。高职医学院校进行全面系统的课程整合，充分体现课程设置的连贯性和整体性，有利于提高医学生对疾病和健康的系统认识。以器官系统为中心的教学模式更加符合新时代对医学人才的要求，国内高职医学院校应当开设器官系统整合课程，以促进基础医学与临床医学的整合，从而更好地培养医学生的临床思维和综合能力。

（2）强调医学人文和临床实践相结合，并贯穿医学教育全过程。在“大健康”服务的背景下，未来医生不仅要治疗疾病，而且要掌握多种学科知识和技能，帮助人民群众管理疾病与健康，提升人民群众对健康的获得感。只有以人为主体，强化人的身体健康、精神健康、心理健康以及环境、社会的和谐稳定，才是真正意义上的“大健康”。基于此，对未来医学人才知识、能力和素养的培养需要从课堂教学、校园文化、社会实践三个方面进行。在课堂教学方面，高职医学院校应当在课堂教学中开设人文与社科模块，将人文素质教育贯穿整个教育过程；设计与人文相关的教学案例，结合社会热点问题，开展讨论式教学，注重人文知识的应用和实践，提升医学生的人文素养和职业素养；开展关于医患沟通、反思等主题的研讨会。在校园文化方面，高职医学院校应当把人文教育有机地融入校园文化，开展医学人文教育系列主题活动；开设人文教育系列课程和校园讲座。在社会实践层面，高职医学院校应当通过组织义诊、下乡、医疗进社区等社会实践活动和志愿服务活动，培养医学生的服务意识和责任感。

（3）提倡“早社区”，加强疾病预防和社区卫生服务能力的培养。随着健康中国战略的提出，预防医学的重要性愈加凸显。面对持续上升的慢性病发病率、人口老龄化等社会医疗问题，医学生的预防理念和预防能力也需要得到进一步提高。

“大健康”背景下的疾病预防能力培养可以从以下三个方面开展：一是完善公共卫生核心课程体系。高职医学院校应当在预防医学、流行病学等基础上，增设更为广泛的公共卫生领域课程，如全科医学与卫生系统保健、预防医学与健康教育、伦理、政策与医学社会学等，注重培养医学生的群体保健和疾病预防能力。二是增加社区实践机会。高职医学院校应当增加医学生在疾控中心等地方实践的机会，完善公共卫生实践教学体系。高职医学院校应当提倡“早社区”，提升医学生的社区实践能力，培养医学生对生命全周期的健康维护能力，增强医学生的社会服务意识，并真正与健康中国战略提出的“人民全生命周期的健康服务”相结合。三是补充公共卫生领域课程，建立相关的选修课程群。高职医学院校应当开设临床流行病学、家庭医学、社区健康学、临床营养学、健康文化与健康差异学等课程，完善预防医学相关知识体系。只有这三个方面的课程相互融合，建立“以健康为中心，预防为主、防治结合”的整体预防观念，才能提升医学生的社会卫生服务能力。

（4）设置早期临床实践，完善临床实践教学体系。医学教育应牢固树立实践教学的理念，建立科学完善的实践课程体系，把培养医学生的临床实践能力放在首要位置。我国高职医学院校应当借鉴国外高职医学院校的临床实践教学改革经验，从以下三个方面进行完善。第一，高职医学院校应当在医学生进行基础学习时，同步开展早期接触临床、技能模拟训练等课程，构建临床实践能力逐层递增、反复强化的实践教学体系。高职医学院校应当通过基础阶段与临床阶段课程的系统整合，增加临床早期训练，使基础课程、桥梁课程和临床课程相互渗透，临床与预防相互融合。第二，高职医学院校应当强化实验实践教学，提高实验、实习及社会实践在课程设置中所占的比重，在教学过程中加强理论与实践的联系，强化医学生实践能力的培养。高职医学院校应当开设自主设计型、综合型的实验，提高研讨式、研究型实践的比例；建立多渠道的校内外实践基地，提倡早临床、多临床、反复临床，不断提升医学生的实践能力；利用模拟病人，提高医学生的临床技能，提升医学生的动手能力和临床解决问题的能力。第三，高职医学院校应当积极开展“互联网 +”大赛、临床技能大赛、实培计划项目等，为医学生提供更多的实践机会。

（5）增设创新创业课程，开展素质拓展教育。我国应当结合健康中国战略，大力发展健康产业，培养社会需要的医学创新创业人才。在新时代的人才培养方案中，高职医学院校要注重创新创业教育，以满足社会发展的需求。一是开设科研能力培养、创新思维训练等课程，提升医学生的创新思维和创新能力；二是以创新能力要求为基准，积极开展综合性的研究项目、学生科研创新创业项目、讲座、竞赛等，激发医学生主动参与科研热情，同时充分利用第二课堂、个性课堂，培养医学生的综合能力；三是建立创新协同保障体系，以需求为导向、以质量为核心、以创新为驱动，建成医疗、教育、科研和企业等协同的健康服务体系，完善医学人才培养体系，协同推进医学创新创业人才培养。

4. 采用线上线下混合式教学

传统的教学方法比较单一，内容较为乏味，重分数轻能力的培养方式不利于学生综合能力的培养。一些发达国家的医学院校注重小组讨论和团队合作，通过小组学习、计算机辅助学习、以团队为基础的学习，并借助标准化病人、模拟病人、虚拟病人等多种教学形式培养学生的综合能力。我国高职医学院校应当改变以授课为主的教学形式，注重以能力为导向，及时更新教学内容、方法和手段，结合以问题为中心的研究（PBL）或以案例为中心的研究（CBL）开展教学，培养学生的临床思维能力和系统综合能力。在临床实践教学中，高职医学院校应当利用虚拟病人、模拟病人等进行临床技能的训练。此外，随着互联网信息技术的变革，基于云课堂、慕课、“互联网 +”、翻转课堂等的线上线下混合式教学应运而生。混合式教学给医学教育的改革提供了新的契机，它贯穿课前、课中、课后三个阶段，充分利用了交互技术和互联网资源，提供集资源、应用、监管于一体的混合式学习平台，探索出了新的教学理念和新的教学形式。

5. 创新构建考核评价体系

目前，国内医学教育的考核方式有待进一步完善，绝大多数高职医学院校的成绩评价结果是根据学生对知识和技能的掌握情况而定，而非基于能力和素质的考核。高职医学院校亟须健全临床医学考核评价体系，形成统一的临床能力评价标准。首先，高职医学院校应适当拓宽考核内容，采用多种考核形式，促进以学生为中心、以问题为导向的评价体系的形成。高职医学院校应重视医学生实践能力的检验，并尽快建立理论与实践相结合的综合考核模式，开展医学生阶段形成性评价及实习后的综合评价，不断提升医学生的综合能力。其次，高职医学院校应建立多维度的评价标准，依据国家执业医师资格考试、临床技能竞赛、专业认证等的通过率或获奖率，对照客观的评价指标，不断提升临床医学的培养质量。2020 年 6 月，教育部临床医学专业认证工作委员会被世界医学教育联合会（WFME）的医学教育认证机构认定，表明我国临床医学认证的医学教育质量得到了国际认可。我国将继续完善“医学教育三阶段”的临床专业认证，提升认证效力，为医学各阶段的教育质量保驾护航。同时，我国将进一步调整和改革国家执业医师资格考试的内容与形式，形成与医学教育的系统整合课程相对应的评价体系。最后，高职医学院校应利用计算机考核、客观结构化临床考试（OSCE）、临床表现检查（CPX）等灵活多样的考核形式，提高学生的综合素质。

第二章　高职医学院校人文素养教育

第一节　人文素养与人文素养教育

一、人文素养和人文素养教育的内涵

（一）人文素养的内涵

要解释人文素养的内涵，我们首先要阐释“人文”的内涵。“人文”一词在我国有着悠久的历史，最早出现于《易经》中。《易·贲》是这样描述的：“阴柔交错，天文也；文明以止，人文也。观乎天文，以察时变；观乎人文，以化成天下。”而现代“人文”通常是指人类社会的各种文化现象。“人文”是一个内容涵盖较广的动态性概念，在不同的时代背景下，“人文”有着不同的内涵。本书所指的“人文”是人类文化中的先进部分和核心部分，主要包含人文知识和人文精神，其核心是对人的生存意义和价值的关怀。人文强调的是以人为主体和对人的价值的尊重。素养是指一个人内在的基本素质和修养，主要包括职业素养、人文素养、科学素养等。“人文素养是指人们在人文方面所具有的综合品质或达到的发展程度，是在拥有一定人文知识并内化的基础上形成的一定学识和修养，反映一个人的人格、气质、情感、世界观、人生观、价值观等方面的个性品质。”人文素养的养成是通过后天学习把人文知识和人文精神内化为自身的素质和修养。人文素养形成的关键在于人文知识和人文精神向人文素养的转化，本书将人文素养简单地概括为：“个体将人文知识与人文精神内化而形成的相对稳定的内在品质。”人文素养的内涵在日常生活中主要表现为：“为人处世符合社会基本

道德规范，具备正确价值观和人生哲学，热爱生命和善待人类与自然。”

人文素养是人应当具备的最基础的素养，对职业素养、科学素养等其他素养的形成具有很强的影响力。人文素养教育关系到健康人格的形成和日后事业的成败。对于高职医学生来说，人文素养应该包含以下五个方面的内容：第一，具备一定的人文知识，主要是人文领域的一些基本知识，如历史知识、文学知识、哲学知识、语言知识等；第二，要热爱生命，有同情和爱护他人的善良之心；第三，要有高尚的职业道德，发扬人道主义精神，能够忠实地履行医护人员的职责；第四，举止高雅，言语文明，掌握良好的语言技巧，能够很好地与病人沟通；第五，心理健康，拥有健康的世界观、人生观、价值观。

（二）人文素养教育的内涵

人文素养教育是指学校利用文学、历史、哲学、艺术等学科人文知识的传授和校园文化环境的熏陶，使受教育者在思维、理想、信念、价值取向、审美情趣、人格等方面得到全面的人文素质培育。人文素养教育的关键是人文知识向人文素养的转化，通过人文知识的传授和人文环境的熏陶，学生在实践过程中将人文知识内化为相对稳定的人文修养。这种转化是由外而内的，是一种长期的潜移默化的过程。人文素养教育就其本质而言，就是以人为本的人文主义教育。我国著名高等教育学家潘懋元指出：“人文学科知识必须内化为人文精神，并外化为行为习惯，这样才能构成相对稳定的品质结构。有的人，虽然修了许多人文学科课程，获得许多人文知识，但言行不一，品质恶劣，就是因为他没有将人文知识内化为人文精神。所以，进行素质教育的关键在于‘内化’，即将知识转化为素质。”本书中的人文素养教育是指高职医学院校在培养医学生的过程中，不仅要注重知识和技能的传授，还要注重道德、情感和操守的感染与熏陶，使医学生树立强烈的社会责任感，形成正确的世界观、人生观和价值观，具有良好的审美情趣、心理素质和健康的生活方式。

人文素养教育包括如下三个方面的内容：第一，基本文化素质教育，这是人文素养教育的基础部分，包括语言、文学、艺术、历史等方面的知识教育；第二，思想道德素养教育，这是人文素养教育的根本，包括世界观、人生观、价值观、理想信念、医德医风教育等；第三，医学、人文、社会等交叉学科的教育，包括医学哲学、医学社会学、医学伦理学、医学心理学、卫生法学、行为医学教育等。

二、高职医学教育的特点

高职医学教育是高等职业教育的重要组成部分，本书所说的高职医学院校是指高等医学专科学校和专科医学院校的高职学院。高职医学院校的人文素养教育是针对高职医学教育的特点而进行的人文素养教育。

（一）高职医学教育具有职业教育和医学教育的双重特性

高职医学教育既具有职业教育的特点，又具有自身的医学特性。首先，高职医学教育的培养目标具有职业性。当前，高职医学教育的培养方向主要是为基层培养医护人才，其中以医学技术型人才和护理人才为主。从培养方案来看，高职医学教育主要注重以下三个方面的内容：一是以职业为导向，注重人才的社会需求，把培养目标具体到岗位需求。二是注重技能操作，有详细的职业能力要求。三是考核形式灵活多样，将实践能力和动手能力作为考核的重要内容。其次，高职医学教育是高等医学教育的重要组成部分，高职医学院校担负着为基层医疗单位培养医护人才的重任。医护人员工作的对象不是物而是人，人是有感情、有思想的，高职医学教育的目标不仅仅是使医学生具备医疗技术，更要使医学生学会与人沟通和相处。

（二）高职医学教育重视医学专业和技能教育，轻视人文素养教育

从培养方向来讲，高职医学教育主要是为国家培养高素质的医学类实用型人才，学生不但要学习某一专业的基础理论和知识，更要掌握某一岗位群所需要的生产、操作或医疗能力，能够在生产或医疗中解决实际问题。总之，高职医学教育要培养学生的职业能力，使学生职业化。高职医学教育的整个教学活动以实用性为原则，突出专业学习和实践能力的培养，课程内容主要为技术性知识和操作流程。多数高职医学院校认为学生只要具备丰富的专业知识，掌握熟练的操作技能，就能满足工作需要，而学生的人文素养水平高低对就业影响不大，没必要在人文教育上浪费时间和精力。

（三）高职医学院校办学层次较低，突出医学技术能力的培养

高职医学院校与本科医学院校相比，不仅办学层次较低，学制较短（一般学制为三年，在校学习两年，到医院实习一年），而且在教学计划、课程设置、教学方式、评价考核等方面也有很大的区别。这些区别主要表现在以下四个方面：一是从教学计划的设计上来看，本科医学教育以掌握医学理论知识为主，而高职医学教育以培养医学技术能力为主。二是在课程体系方面，本科医学教育更加注重医学学科的系统性，强调学生的基础理论学习；在课程设置上注重“厚基础、宽口径”。高职医学教育则以医学技能应用为主线，强调医学课程的整体性和系统性。三是从教学方式来看，本科医学教育注重讲解和灌输，主要以教师讲授为主，把理论知识传授给学生；高职医学教育注重实验、实习、实训等实践教学方式，强调学生的动手能力。四是在评价考核方面，本科医学教育以测试学生的医学知识和理解能力为主，而高职医学教育则以技能测试为主。

在现实人才培养过程中，高职医学院校容易忽视对学生人文素养的培养。因此，高职医学院校不但要培养医学生的专业知识和医学技术能力，而且要提高医学生的人文素养水平。

三、高职医学院校人文素养教育的必要性

（一）高职医学院校人文素养教育的必要性源于医学行业的特殊性

医学是一门综合性的科学，它的特殊性主要表现在以下三个方面。

首先，医学是一门关系到人类生命和健康的学科，医学行业与其他行业相比更加需要人道主义精神和人文素养。一名合格的医生在具备精湛的医学技艺的同时，还要具备一颗仁爱之心。然而，医生的人文素养不是天生的。要使医生具备人文素养，高职医学院校必须对在校学生进行医学人文素养教育，培养学生的人文情怀和崇高的职业道德。国际医学教育专门委员会制定的《全球医学教育最低基本要求》（GMER）明确提到：“敬业精神和伦理行为是医疗实践的核心，职业价值、态度、行为和伦理同医学知识、临床技能一样是医学毕业生应该具备的核心能力和基本素质之一。”

其次，一些疾病的发生具有社会性，针对疾病治疗的方法、手段也同样具有社会性。因此，医学需要借助人文社会学科，将其作为重要工具来认识人类的健康和疾病，医学的应用和发展离不开人文科学。医学作为一门应用性学科，在临床实践和理论研究的过程中依赖人文科学的发展。比如，哲学、心理学、社会学等学科已经或正在为医疗卫生活动、医学研究、医学人才培养等提供方法和途径，并成为医学发展的重要基础。

最后，现代医学不仅是一门科学，而且是一个庞大的社会服务体系。随着社会的不断发展，人们对医学服务功能的要求不断提高，所要求的医疗服务中包含的人文关怀成分也越来越多。只有将医学科学和人文素养相融合，现代医学才能为人民群众提供满意的医疗服务。

（二）医学本身具有人文属性，人文素养教育是医学教育的必要内容

医学具有人文属性，主要有以下四个方面的原因：首先，医学的对象是人，人的属性包括生物属性、心理属性和社会属性。其中，人的社会属性在文化活动和社会活动中占据主导地位。医学不能离开人的人性活动而单独存在。其次，医学是研究人的健康与疾病及其相互转化规律的学科，这就意味着人的本质属性将成为医学研究的出发点，而人文属性是人的本质属性的重要方面。医学研究和医疗活动以对人的尊重和对人的生命的珍爱为基础，以为人类的健康服务为目标，把人的价值和尊严放在首位。其核心是满足人们对健康长寿的身体、心理和社会需求，它不仅关注人的寿命的延长，更关注人的生命和生活质量的提高。再次，医学语言是医学人文属性的重要表现，医学语言具有特殊的情感功能。在医患沟通过程中，语言表达必须遵循情感性原则，充分体现医学的人文关怀。要培养学生的医学语言能力，高职医学院校就必须加强人文素养教育。最后，随着医学的不断发展，医学的人文属性不断受到关注，提高学生的人文素养教育势在必行。

（三）医学观念和医学模式的转变，要求高职医学院校加强人文素养教育

医学模式是指在特定历史时期内，人们对于健康和疾病的基本观点，或人们在观察和处理人类健康与疾病问题时的思维和行为方式。随着社会的不断发

展，传统生物医学模式的弊端不断显现。1977 年，美国纽约罗切斯特大学医学院的恩格尔教授率先在医学界提出了生物—心理—社会的医学模式，并阐述了生物医学模式的局限性和生物医学模式转变为生物—心理—社会医学模式的必要性。这种新的模式适应了医学发展的社会化趋势，克服了生物医学模式的片面性，要求把人作为一个综合性的整体来认识，医生在诊断疾病时要从生理、心理、社会、人文等多方面来考察，这种转变对医生的知识结构和人文素养提出了新的要求。新的医学模式要求医务人员在关注疾病的同时，强调人的价值与尊严，给予病人更多的人文关怀，维护病人的利益和社会公共利益，并且在为患者治疗的基础上，通过与患者沟通建立和谐的医患关系。

因此，一名合格的医生要懂得关心人、爱护人，尊重人的生命和健康，具备相当的人文知识和人文情怀。医学教育只有适应新的医学模式，加强人文素养教育，才能培养出合格的医生。高职医学生的人文素养情况直接关系到医护队伍的整体素质，所以加强高职医学生的人文素养教育是非常必要的。

（四）医疗实践中的医德医风问题，迫使高职医学院校加强人文素养教育

1. 一些医务人员服务意识淡漠，对病人缺乏人文关怀和爱心

医者仁心，医生的职责就是拯救生命、治疗疾病，医生的品德与作风问题严重影响着广大人民群众的生命安全和身体健康。医德医风的好坏不仅是社会风气的反映，还是全民族道德素质的重要表现。当前，社会上出现了一系列医患纠纷和医疗腐败问题，不断引起人民的关注和担忧。

2. 个别医生看病以营利为目的，医患关系性质发生了变化

古语曰："德不近佛者不为医。"当医生要有一颗慈悲之心，要时时处处为病人着想，不仅要为病人解除病痛，而且要维护病人的经济利益。但是，个别医院和医生却违背了医生的职业道德，给患者造成了巨大的经济负担。2010 年，"开两毛钱处方"的好医生王争艳被各大媒体争相报道，对症下药、花最少的钱为病人治好病本是医生的分内之事，却成了舆论热点，这恰恰说明能为病人省钱的好医生相对较少。时下，一些医生仍不能正确处理生命价值、健康价值和经济价值的关系，要改变这种现状就必须加强医学人文教育。

3. 医患沟通较少，影响医患关系

在医疗实践中，医患沟通问题严重影响着医患关系，主要表现为：一些医生对病人缺乏热情和尊重，态度生硬、刻板；一些医生在诊断和治疗的过程中和病人沟通较少，只是简单地提问而不愿回答病人提出的问题；一些医生在倾听患者陈述病情时缺乏耐心；一些医生缺乏人文知识，不懂得如何与病人沟通或在沟通的过程中缺乏技巧等。医患沟通障碍容易使医生在诊断和治疗时忽略一些重要细节，导致误诊现象的发生，最后给患者带来极大的痛苦，使医患之间本来就存在的信息不对称现象变得更加严重，影响医患之间的正常沟通，导致医患纠纷的发生。医患沟通障碍揭示出了当前医务人员人文知识和人文情怀的匮乏。要改变这种现状，医务人员就必须具有较高的人文素养，设身处地地为病人着想，在医疗的过程中充满人文关怀。只有这样，医患之间才能建立起一种和谐的关系。

总之，高职医学生是医生的后备力量，要解决当前医疗实践中存在的诸多问题，高职医学院校就必须加强医学人文素养教育。医学生的人文素养水平提高了，当他们走上工作岗位之后，自然就会把高尚的医德风尚和良好的文化素养带进医院，甚至可以带动其他医生共同形成良好的道德风尚。

第二节　高职医学院校人文素养教育现状

一、当前高职医学院校人文素养教育中存在的问题

（一）存在重专业技能、轻人文教育的观念

高等职业教育的目标是适应社会经济的发展，培养符合社会需求的高级技能型人才。高职院校对人才的培养是以就业为导向的，面向产业一线，以培养具有操作技能的高级实用型人才为目标。高职医学院校是高职院校的组成部分，在这种培养目标的指导下，高职医学院校偏重医学专业知识和实践技能的培养，在专业教学上倾注了绝大部分的人力、物力、财力，而忽视了对高职医学生的人文素养教育。笔者在调查过程中发现，高职医学院校对医学技能操作非常重视，花

费巨大的财力建设实验室和引进双师型医学技能教师，但一些学校并没有成立专门的医学人文教研室，多数是由德育教研室或政治教研室负责医学人文教育的工作，或以思想政治教育代替人文教育，而且专业的人文教师寥寥无几且学历层次较低，这充分说明了高职医学院校对医学人文素养教育的重视程度不够。这种情况源于重视专业技能、轻视人文素养的观念，这种观念的存在是高职医学院校人文素养教育薄弱的根本原因。这种观念的形成主要是由于高职医学院校对医学的学科性质存在认识偏差。医学是具有人文属性的学科，医学人才不是一般的技术人才，而是医学技术和医学人文素养兼备的人才，是在未来肩负着救死扶伤重任的白衣天使。高职医学教育培养的人才如果仅仅掌握医学技能，那么毕业后即使能就业，也未必能适应工作要求。高职医学教育肩负着培养合格医学人才的社会职责，高职医学院校要增强社会责任感，本着对社会负责、对广大人民群众的健康负责的态度开展医学教育工作，加强对学生的人文素养教育。

（二）人文课程设置不合理

当前，高职医学院校在人文课程的设置方面存在一些问题，主要表现在以下四个方面：第一，课程体系存在盲目性、散乱性和随意性，高职医学院校缺乏对课程体系的整体性考虑和筹划，缺乏对医学人文学科的整体性规划。第二，一些学校的副课过多，导致课程量过大，学生不堪重负，学习质量难以保证。第三，医学和人文的交叉课程较少。医学人文交叉学科符合医学发展的综合性、交叉性趋势，而且能把形象思维和抽象思维较好地结合起来，激发医学生的学习兴趣，扩大医学生的知识面，增强教学效果。第四，高职医学院校在设置人文课程时不注重教学效果，只注重对知识的灌输。在医学人文课程的设置过程中，一些高职医学院校缺乏实践型课程（如案例分析和讨论型课程），使得医学生死记硬背知识点，难以掌握人文知识。

（三）医学人文任课教师的人文素养和专业化程度不高

当前，高职医学院校的人文素养教育主要是以教师的课堂讲授为主。要搞好人文素养教育，高职医学院校必须具备一支高素质、专业化的师资队伍。高职医学院校要想加强师资队伍建设，必须积极培养和选拔人文学科带头人，形成合理的人文学科教师梯队，而培养高素质的人文教师队伍是加强人文素养教育的关键。调查结果显示，当前高职医学院校人文学科专业人才的缺乏是制约人文教学效果的主要因素。大部分高职医学院校是从中专层次学校升格而来的，人文师资明显匮乏，现有人文教师的学历层次不高，缺乏医学人文专业型人才。具体来说，高职医学院校缺乏医学史、医学哲学和医学社会学等方向的专业人才，大部分现任教师是非专业教师。此外，任课教师的知识结构比较单一，医学人文知识欠缺，有跨学科专业学习经历的教师较少。

（四）人文教师对人文教学目标的认识不清，教学方法单一

高职医学院校的人文教师在教学过程中注重传授人文知识，忽视了人文教学的真正目标。医学人文教学的目标在于培养医学生的综合素质，使其全面发展，引导医学生树立正确的世界观、人生观、价值观，让医学生心理健康、举止文明，并具备良好的职业道德和医学相关知识。医学人文素养虽然通过一定的人文知识来体现，但并不是说具备了人文知识就具备了人文素养。当前，高职医学院校的人文教师在教学过程中将教学目标停留和局限在知识的传授上，忽视了对医学生人文素养和实践能力的培养。在授课过程中，人文教师将人文知识灌输给医学生，不能调动医学生的主观能动性，造成医学生在学习过程中只是记住了一些人文知识，难以将知识内化为自身素养。教学效果考核强调对人文知识的考查，缺乏案例分析型考题，起不到引导医学生分析问题和解决问题的效果。医学生在学习的过程中只是记住了一些零散的知识点，不能将知识融会贯通，领会不了人文精神的内涵，影响并制约了学生人文素养的提高。

（五）校园环境缺乏人文内涵

近年来，随着高职医学院校的扩招，学校办学规模不断扩大，一些学校征用土地扩大校园面积，在硬件建设方面投入巨大，却不注重校园文化的建设，使得校园文化缺乏人文内涵。具体表现在：第一，在校园文化建设上，高职医学院校不能体现办学理念和办学特色。有的学校虽然有办学理念，但不具有自身特点，甚至相互雷同。比如，校训是办学的灵魂，它是一所学校办学传统、校园文化、

教育理念的体现，是办学历史和文化的积淀。在这里，我们来比较一下A学校（校训：崇德、砺志、精业、笃行）和B学校（校训：厚德、笃学、求是、拓新）。这两所学校的校训很相似，但都不能突出自身文化内涵和办学理念方面的特色，没有蕴含医学职业理念。第二，校园里多是高楼大厦，环境单调，缺乏人文景观，不注重人文知识的宣传。第三，校园日常文化活动较少，一些学校不重视校园文化活动对医学生的人文教育功能，对校园社团建设和社团活动缺乏正确的引导。第四，一些学校忽视了校园网络对学生的人文教育功能，它们的网站只是为了学校教职工日常办公使用，网站设计单调，缺乏人文属性。

（六）学生管理工作模式缺乏人文关怀

随着高职医学院校的医学生数量不断增加，医学生管理工作的任务日益繁重。由中专层次升格后，高职医学院校基本上还是沿用旧的学生管理模式，在管理方法上强调约束和惩罚，在管理过程中缺乏人文关怀，导致医学生逆反心理较强。当前，高职医学院校普遍采用的是班主任管理模式。在这种管理模式下，班主任就像保姆，在管理过程中过度介入医学生的日常学习和生活，导致医学生依赖心理很强，心理承受能力较弱，不利于医学生独立人格的形成。在管理过程中，管理人员缺乏“以人为本”的管理理念，在管理制度的制定上过于严厉、苛刻，不适合医学生的身心发展，很少考虑到医学生的个人需求。管理目的主要是维护学校的教学秩序，忽视了管理工作的育人功能。这种管理模式影响了医学生人文素养水平的提高。

二、高职医学院校人文素养教育存在问题的原因

（一）高职医学院校对医学的人文价值缺乏足够的认识

当前，高职医学院校尤其是领导层对医学的人文价值缺乏正确的认识，这是其在人文素养教育方面落后的深层次原因。医学人文价值是指医学对人、文化和社会的全面发展具有积极意义，特别是对人的生存、发展等方面具有一定程度的积极意义。人总是要经历生老病死，使人能够健康地生活是医学最基本的使命。医学的人文价值就是关爱生命，只有科技没有人文的医学，不能被称为医学。只

有深刻理解医学的人文价值，高职医学院校对医学科学精神和医学基本价值的认识才会跃升到一个新的层次，才能在思想上重视医学人文教育工作。

（二）高职医学院校经费不足，影响和制约了医学人文教育的发展

经费不足是当前高职医学院校普遍存在的一个问题，也是制约学校发展的一个重要因素。刚升格的高职医学院校要想发展，就要扩大规模，而这些学校的包袱重、底子薄，有的甚至负债累累，学校的生存和发展面临巨大压力。在资金方面，国家投入不足，不能满足学校发展的需要，高职医学院校要想生存和发展，只能自己找出路，而寻找资金的过程占用了学校很大的精力。学校和个人一样，精力是有限的，学校领导的精力大部分放在寻找资金上，势必会影响学校其他方面的发展，这也是目前高职医学院校整体教育质量不高的重要原因。资金问题不仅影响学校的建设、办学条件，还制约高素质专业化教师的引进。高职医学院校要想发展医学人文教育就必须引进师资，改善校园文化环境等，这些都需要大量的资金投入。国家的教育资金大多向重点大学倾斜，学校层次越高，资金越有保障。而专科层次的高职医学院校的资金问题，影响了学校对校园文化建设的投入、高层次人文教师的引进、人文教师的日常培训和继续教育，以及与其他综合性大学的交流与合作等，从而制约了人文素养教育水平的提高。

（三）高职医学院校的文化意识不足

高职医学院校的发展较晚，学校的办学层次较低，大多由中专或成人高校合并、升格、改制而来，办学历史较短，文化积淀不足，因此，学校文化基础薄弱。这种情况主要表现在以下四个方面：第一，教师队伍的知识结构偏重理科，引进的教师大部分属于医学专业教师，这些教师的文化基础相对于文科教师要薄弱，文化意识相对不足。在医学生的生源中，理科生偏多，理科生在高中阶段对文史知识的学习不够重视，文化基础相对薄弱。第二，一些高职医学院校是由几所院校合并而来，而各院校在合并之前都有自身的校园文化，要把各种文化融合在一起，短期内很难实现，有时还可能表现出对抗状态，不利于院校总体文化水平的提高。第三，在图书馆的藏书中，理工类图书占绝大多数，历史、文学、艺

术等文史方面的书籍很少，影响了师生文化水平的提高。书籍是人类进步的阶梯，广大师生文化知识的来源主要是书籍，高职医学院校的藏书结构不合理，也是造成文化意识不足的重要原因。第四，人文教研室在人文素养教育和学校文化辐射方面的作用得不到发挥，一些高职医学院校还没有成立人文教研室，在教学过程中以德育教研室或马列教研室代替人文教研室的功能。

文化意识不足给高职医学院校带来的负面影响是多方面的，主要表现为：在校园建设上，高职医学院校只重视外在，缺乏人文内涵，使校园环境的育人功能弱化，对师生员工的日常文化生活不够关心和重视；学生管理制度缺乏人文关怀，管理人员缺乏以人为本的理念，影响了学生管理工作的人文素养教育功能的发挥。

第三节　高职医学院校人文素养教育策略

随着医学模式的转变，人文素养教育越来越被医学教育界重视。要想提高人文素养教育水平，高职医学院校必须转变医学教育思想和观念，牢固树立全面素质教育的思想，根据学校的办学特色和目标定位，确定正确的培养目标，合理地设置人文课程体系，增强人文师资力量，使校园环境富有人文内涵，将人文素养教育贯穿于医学教育和实践的各个阶段。

一、转变高职医学教育观念，建立新的医学人才培养模式

随着生物医学模式向生物—心理—社会医学模式的转变，医学教育观念也必须发生改变。高职医学院校应当改变高职医学教育领域仍然存在的重视医学专业和技能，轻视人文教育的思想观念，在重视培养学生专业知识和技能的同时，培养医学生的人文素养，从而培养全面发展的医学人才。现代医学教育所要培养的医学专业人才，除了具备专业能力外，还要具备良好的人文素养，拥有以人为本的价值观，并且能够关心人、尊重人。具体来讲，第一，高职医学院校要加强

对医学人文素养重要性的宣传教育，使全体教职工深刻认识到人文素养教育的重要性，使人文素养教育观念走进他们的心中。第二，高职医学院校要实现医学生全面发展的教育目标，将医学科学教育与人文教育相结合，使人文素养和医学科学素养相互作用、相互渗透。通过医学基础知识、临床操作技能、人文素养的三管齐下，在教授专业知识和医学操作技能的同时，使医学生具有关心人、爱护人的人文情怀。第三，在新的医学教育观念的指导下，高职医学院校要建立新的医学人才培养模式，以主动适应社会发展，迎合广大人民群众的新需要，进而培养出专业知识丰富、技能扎实、人文素质过硬的医学人才。在教学过程中，高职医学院校既要传授医术，又要传授医德，以此发挥医学生的积极性和主动性，培养医学生的学习能力，使其树立终身学习的观念。

二、增强人文教学的针对性和实效性

（一）明确人文素养教育目标

要想搞好医学人文教育，高职医学院校必须先确定正确的培养目标，做到有的放矢。在医学人文教育的过程中，高职医学院校应当培养学生以下五个方面的能力：第一，要使医学生具备一定的理性思维能力，懂得如何观察和分析医学理论与实践中的问题。第二，要使医学生形成正确的世界观、人生观和价值观，具有尊重人、关怀人、爱护人的人文情怀和高尚的职业道德。第三，要使医学生形成健康的心理状态，并且能够掌握心理分析、心理治疗的方法，使医学生在心理上自觉地将疾病的防治视为自身的职责。第四，要使医学生具备一定的人文知识和语言沟通能力，能够与病人进行良好的沟通，恰当地处理医患关系。第五，要使医学生形成良好的审美观，具备良好的审美能力。在提高人文素养教育水平的同时，高职医学院校要抓住培养目标中的核心问题。人文素养教育目标的核心问题是培养学生的人文精神，而对医学生来说，人文精神的核心是人道主义精神。所谓人道主义，就是一种提倡关怀、爱护、尊重，以人为中心的世界观或思想体系。在人文素养教育（包括医学专业课程和人文课程）的教学当中，高职医学院校要突出对学生人道主义精神的培养。

（二）高职学生人文素养的结构分析和模式设计

高职学生人文素养的主要构成因素包括利他价值观、输送信念的能力、情感交流的能力、团队合作能力、组织管理能力、维护良好环境的能力、自我心理调节能力、处理和解决问题的能力。

高职医学院校人文素养教育的途径包括教育环境的采用、人文课程教育、专业教育实践、自我教育、社会实践活动。

高职医学生人文素养形成的过程描述如下：人文知识的认知、人文情感的体验、认知或学习态度、人文知识向人文素养的转化。

科学合理地设置人文课程是医学人文教育取得实效的重要保障。要改变当前人文课程设置当中存在的不合理现象，高职医学院校必须确定合理的教学计划，以掌握人文知识、具备人文精神、形成人文素养的要求为依据，根据素质教育的内在规律以及高职医学生的自身特点和成长规律，建立合理的课程结构。

（1）加强医学人文课程与其他课程之间的联系和渗透。高职医学院校应当高度重视人文课程，改变当前人文课程的随意性，将医学人文课程真正地纳入课程体系，使医学人文课程成为与自然科学、医学专业课程并重的课程，以便三者相互联系和渗透。高职医学院校应当根据自身情况，设立人文教学和研究的专门机构，承担人文教学任务，保证人文教学的实施。高职医学院校应当构建人文课程体系，根据医学教育的目标，分析各类人文课程的功能和作用，结合当前新的医学模式和医学生的现实需要，确定所要开设的主干课程。高职医学院校应当将医学和人文科学相交叉的边缘性学科作为主干课程，如医学哲学、医学心理学、医学社会学、医学伦理学、医学法学、医学史、医学语言学与医患沟通技巧等，各院校可以根据自身的办学情况而设置。

（2）人文课程的设置要精练。针对当前医学人文课程设置偏少的现象，高职医学院校应适当增加医学人文课程的设置，但要防止过度膨胀。具体来说，课程选择要突出对职业道德和价值观的培养，如医学伦理学、医学哲学等；课程设置要将选修课和必修课相结合，既要保证完成人文教学的目标，又要给学生自由选择的时间和空间；人文课程的开设要以课堂案例讨论课和场景模拟实践课为重要手段，构建完善的人文课程体系，人文课程设置要突出人文课程的实用性，把人文教育和医疗实践相结合，以病人为中心，注重联系医学领域的社会问题以及对社会问题的分析和解决。例如，哈佛大学医学院开设了病人与医生课程，这门课程通过对与病人相关的道德、社会、医疗费用等问题的讨论与分析，使学生逐步理解对病人产生影响的诸多社会问题。

（3）打造医学人文精品课程，发挥精品课程的示范和辐射作用。高职医学院校应大力开展人文精品课程的评选活动，以评促建。在精品课程的建设中，高职医学院校要注意以下三个问题：一要制定精品课程建设实施方案和精品课程建设评估指标，为精品课程建设提供制度保障。二要重视抓好教材建设，编写或选择符合人文教学特色、具有前瞻性和贴近性、符合医学人文的发展趋势、贴近日常医疗实践活动的教材。三要灵活运用多种教学方法和现代化的教学手段。高职医学院校应当改变传统的传授式教学方法，将启发式、讨论式、案例分析等多种灵活生动的教学方法应用到精品课堂当中，启发医学生的学习兴趣，注重培养医学生发现问题、分析问题和解决问题的能力。高职医学院校应当重视现代化的教学手段，如电子教案、投影片、投影模型、插播片、网络教学片等多种媒体手段，辅助提高课堂的教学质量。

（4）人文课程的设置要考虑各课程内容之间的衔接。课程不是孤立存在的，一个医学问题可能会涉及多门课程的知识，高职医学院校要综合考虑各门课程的教学目的和教学内容，将各门课程的知识整合成一个学科群，使课程之间形成一种合力，以培养学生的综合素养。

（三）改变短程化的教学模式，建立人文素养教育的长效机制

目前，高职医学院校的医学人文课程主要集中在第一学年，第二、第三学年基本不再开设医学人文课程。由于教学时间短，医学人文课程不能取得良好的教学效果。因此，高职医学院校的人文素养教育应具有长期性，具体改进办法如下。

1. 将人文素养课程贯穿于整个教学过程

高职医学院校应当改变人文教育短程化的教学模式，将医学人文课程合理地分散到整个教学过程中，使整个人文教学过程在纵向上体现出连续性。

2. 将人文素养教育融入医学专业课程教学

在实际教学中，人文课程和专业课程教学不应该是彼此孤立的。多年的教学实践证明，单纯的人文教学很难取得良好的教学效果。因此，在进行人文素养教育时，高职医学院校应将人文教育和医学专业教育融会贯通于教学之中。人文素养教育不仅是人文学科教师的责任，专业课程教师也应该增强人文知识和素养，以便将人文素养教育渗透到专业教育当中。根据学生重专业轻人文的心理特点以及专业课程教师在学生心目中的地位，专业课程教师在教授专业知识时，可以穿插讲授与医学专业相关的人文知识和案例，以此取得更好的教学效果。比如，在讲授专业课程的过程中，教师可以讲授该门专业课的发展历史或者著名医学家的事迹；在临床教学过程中，教师可以讲授医学美学、伦理学、社会学等方面的知识，将其贯穿于临床各科教学中。特别是教师可以引导学生分析一些争议较大的临床医疗案例，使学生学会理解和分析医学实践中的重大问题，以培养学生的医疗道德情感，增强学生的人文情怀。

3. 加强见习、实习期间的人文素养教育

笔者在调查过程中发现，见习、实习过程中的人文素养教育是最容易被高职医学院校忽视的。一些高职医学院校只注重学生在校期间的人文素养教育，却忽视了见习、实习阶段的人文素养教育。医学生的实习或见习期较长（一般为一年），占了整个学制的三分之一，能否将在校学习的人文知识转化为人文素养，是实习期间的关键。高职医学院校要想加强医学生见习、实习期间的人文素养教育，应从以下三个方面入手：第一，在医学生实习、见习期间，高职医学院校应配备专门的人文教师，进行引导型教学，联系学生日常接触到的典型案例，开展专题讲座和案例分析，将医学人文知识应用于实践，使学生用学到的人文知识去分析医疗实践中的各种社会问题，进而在医疗实践中将人文知识内化为人文素养。第二，实习阶段的学生会经常接触病人，高职医学院校要在实习、见习过程中培养医学生与病人的沟通能力，让医学生参与社会实践，更多地与病人接触。比如，高职医学院校可以开展社区医疗实践、社区人民健康调查、危重病人照顾等活动，加深学生对社会的了解，增进学生对病人的情感。第三，高职医学院校应当注重典型人物的感染作用，善于在见习、实习期间发现和树立典型人物及事件。各实习点都有可能发生一些对人文素养教育有利的感人事件，涌现出一批对人文素养教育有利的典型人物，医学人文教师应当善于捕捉这种典型。典型事件和人物真实地发生在学生身边，可信度较强，对于提高学生的人文素养具有很强的引导和感染作用。

实习、见习期间的学习在学生的成长过程中是非常重要的，高职医学院校要高度重视在此期间的人文素养教育，积极地利用或创造条件来提高学生的人文素养水平。

（四）加强师资队伍建设，打造一支高素质的师资队伍

教师是人类灵魂的工程师，建设高素质的教师队伍，是提高人文素养教育水平的重要保障。教师在人文素养的培养过程中起着主导作用，他们直接与医学生接触，其言行举止都影响着医学生。当前，高职医学院校缺乏高素质的师资队伍，这影响和制约了高职医学生人文素养水平的提高。高职医学院校要打造一支高素质的师资队伍，应当采取如下措施。

第一，在教师的培养和引进上，高职医学院校要改变以往重专业教师、轻人文教师的思想观念。高职医学院校普遍存在重视专业教师、轻视人文教师的观念，对人文师资的在职培训和科研投入不够重视。高职医学院校要想提高学生的人文素养水平，就必须改变这种观念，高度重视人文学科的师资队伍建设，调动人文教师对教学和研究工作的积极性与主动性。

第二，高职医学院校要优化人文师资队伍结构，具体办法如下：一是提高现有人文教师的学历层次，低学历教师要继续深造，全体教师要达到研究生学历层次。高职医学院校要提高人文教师引进标准，重点引进有医学院校人文教学经验的研究生以上学历层次教师，使教师年龄结构形成梯队，能够相互补充。二是培养和引进学科带头人，把那些教学水平高、科研能力强的教师组织起来，形成学科带头人队伍，从而引导人文教学的发展方向。

第三，高职医学院校要重视医学人文任课教师的在职教育，定期输送人文教师到国内外人文教育水平高的院校进行考察学习。通过学习，教师能够掌握更

多的医学人文知识，了解国内外关于医学人文教学科研的最新动态。高职医学院校要经常聘请国内外医学人文教育专家进行辅导讲座，加强与其他医学院校之间的横向学习与交流，在课程设置、教材选用、教学改革等方面互相汲取经验，取长补短。

第四，高职医学院校要争取社会上其他领域对人文素养教育的支持和帮助。在这方面，高职医学院校可以借鉴发达国家的经验。比如，得到国家人文科学基金会和一些社会组织、公众机构的大力支持，让一些知名的专家学者参与到医学人文教学当中，如文学家、哲学家、伦理学家、经济学家、法学家等，使医学人文教育实力不断增强。

第五，鉴于各专业教师在知识和教育能力方面各有所长，最理想的办法是由人文学科教师和临床医生一起来完成教学任务，以此增强教学效果。例如，高职医学院校可以将一些经验丰富的医生与历史学家进行组合，讲授医学史，这种组合既可以是临时性的，也可以是长期性的。在相互合作的基础上，他们可以不断丰富人文课程的内容，扩展彼此的知识面。

三、营造良好的校园文化氛围，突出人文主题

校园环境包括自然环境和人文环境，是校园文化的物质载体，也是校园文化的重要表现形式。校园环境对学生有着潜移默化的影响，良好的校园文化对人文素养教育有着重要的作用。从目前的调查情况来看，高职医学院校的校园文化基础较为薄弱，医学特色不够突出，文化品位较低。高职医学院校应根据自身的特点，结合学生的需求、专业的内涵和时代的特色，构建内涵丰富、品位高端的校园文化环境。

（一）成立专门机构，统一领导和指导校园文化建设

校园文化建设不是一朝一夕能完成的，高职医学院校要将校园文化建设纳入学校建设和发展的长远规划，加大投入力度。校园文化建设是一项复杂的系统性工程，领导部门要充分激发全校教职工的积极性和创造性，发挥学校党团组织和学生会及有关学生社团在校园文化建设中的重要作用，以此推动校园文化建设

不断发展。

（二）塑造具有人文特色的校园文化景观

在校园文化景观的建设方面，学校要统一规划，精心设计，把文化性、艺术性与学校的办学特色结合起来，展现出现代高职医学院校的精神风貌和文化品位。首先，建设校园文化景观要以校训为引领，校训是校园文化的精髓，是学校办学理念和办学精神的集中体现。高职医学院校要组织专人负责校训的制定工作，面向社会广泛征集富有创新思维，能反映办学特色、医学精髓和文化品位的校训。校训确定后要写在较为突出的位置，以便时刻激励全校师生不断学习和创新。其次，校园文化景观的设计要突出对医学精神的弘扬。例如，医学名人简史和画像的设计与张贴，使全校师生都能不断地接受名人事迹的熏陶和感染。最后，高职医学院校可根据自身的发展特色，在相应场所布置内容丰富、具有医学特色的宣传栏、医学史简介、医学名人名师介绍、医学名言警句、医学名人画像以及高职医学生创作的能反映医学精神或学生人文精神的文艺宣传字画等，营造高尚、健康的校园人文环境。

（三）举办兼具医学和人文特色的校园文化活动

高职医学院校应组织医学生参观医学人文教育基地，通过医学资料和实物展示，用图、文、物相结合的形式，生动形象地反映医学发展史，使医学生了解医学名人事迹。同时，学校还应定期举办各种能够提高学生人文素养水平的文艺活动，如校园文化艺术节、医学人文知识讲座、护士节文艺晚会、大学生电影节、大学生心理咨询等，以此促进医学生思想道德素质、文化素养健康协调发展，不断提高学生的人文素养水平。

（四）加强人文科学文献资源和图书馆人文环境的建设

加强校园文化建设，重在提高全校师生的文化水平，人文科学文献资料的数量和质量是反映一个学校整体文化水平的重要尺度。师生应在课余时间通过对图书文献资料的阅读，不断提高自身的文化品位。高职医学院校人文科学文献资源的占有量不足，严重影响了学校师生文化水平的提高。高职医学院校应不断加强人文科学文献资源的建设，不断丰富馆藏资源，增加人文类图书文献资料的数量，特别是增加经典人文著作的数量。高职医学院校应改善图书馆环境，通过各种富有人文气息的形式，增强图书馆的感染力，如绘画、雕塑等，烘托出图书馆的人文氛围，为医学生提供一个高雅、温馨的阅读环境，使医学生在阅读的同时受到环境的感染，进而在潜移默化中提高自身的人文素养水平。

（五）将校园网络作为人文素养教育的重要载体

当前，人类已经进入网络时代，网络具有互动性、虚拟性、渗透性、全球性等特点，网络对学生的影响越来越大。高职医学院校应当充分利用校园网络来开展人文素养教育，加强网络文化建设，积极开展具有医学特色、文化内涵丰富的网络文化活动，增强网络的人文教育功能。

1. 重视校园网站的建设

学校要保证学生具备上网的条件，要有专人负责日常网络宣传工作，在校园网站上开辟人文教育版块，如“宣教之窗”“校园之声”等，播放一些医教类的新闻或者医学名人纪录片等，寓教于乐，从而增强校园网站对学生的吸引力，在丰富学生业余文化生活的同时开展人文素养教育。

2. 通过网络，利用其他院校的人文教育资源

虽然高职医学院校的人文教育资源是非常有限的，在短期内难以得到补充和提高，但高职医学院校可以利用网络弥补不足。网络具有直接性，高职医学院校可以利用网络开展网络教学，邀请人文教育专家在网络上远程讲授医学人文课程，组织学生集体听课，这样也相当于增强了高职医学院校的师资力量。高职医学院校还可以利用网络来分享知名大学的电子人文资料，如电子书、学术报告等，以此弥补图书资料的不足，进而开阔学生的视野，增强人文素养教育的效果。

四、加强与综合性大学之间的交流、合作

当前，高职医学院校处于单科办学的状态，所开设的专业均为医学专业或医学相关专业。笔者在实际调查中发现，高职医学院校与综合性大学的交流和合作偏少，教师也很少有机会到综合性大学进修或学习，日常来往较多的仍是同类院校，并且以专科层次院校居多，这种状态不利于人文素养教育水平的提高。综

合性大学的学科门类齐全，综合性较强，具有良好的学术和文化氛围，人文资源比较丰富，可以弥补高职医学院校单科办学的不足，两者之间的交流与合作将对高职医学院校人文素养教育水平的提升起到促进作用。高职医学院校可以通过以下四种方式和综合性大学开展交流与合作。

（一）加强与综合性大学的交换培养

高职医学院校可以与综合性大学签订委托培养协议，双方互派或单派学生到对方院校学习若干年限，这样可以使高职医学生享受到综合性大学的办学资源。如果两所学校离得比较近，那么可以安排高职学生到综合性大学选修学习人文方向的课程，接受高水平人文教师的教学熏陶。比如，山东大学与中国人民大学、武汉大学、厦门大学等高校签订了联合培养协议，每年互派学生到对方优势学科修读学分。这种联合培养的方式有利于开阔学生的视野，丰富学生的阅历，提高学生的人文素养水平。

（二）聘请知名专家到校讲授人文课程

高职医学院校可以定期聘请国内外知名大学的专家教授到学校教授医学人文课程，作人文教育报告，讲授前沿性医学人文知识和理论，弥补高职医学院校高水平人文师资的不足。

（三）选派人文教师和教学管理人员进修学习

在进修之前，人文教师要制定周密的学习计划，知道自身欠缺什么，要去学习哪些东西，避免盲目性学习或流于形式。学校要制定考核指标，对教师进行学习效果的考核，并制定适当的奖惩措施，督促教师和教学管理人员学习。

（四）在医学人文课程体系的设置过程中求助综合性大学的有关专家

人文课程体系的合理性直接关系到人文教育的实效性，在设置人文课程体系之前，高职医学院校要周密分析，慎重思考。高职医学院校可以邀请综合性大学具有相关经验的专家学者到校参与，出谋划策。高职医学院校应认真听取有关专家的意见，对人文课程设置的合理性进行讨论和论证，以提高人文教学的实效性。

五、将医学人文教育理论与实践相结合

只注重理论教学而忽视实践教学的作用，是当前高职医学院校在人文教育过程中的弊端之一。高职医学院校要想提高医学人文教学的实效性，必须将理论与实践相结合。人文素养的养成是使学生在学习过程中，把人文知识和人文精神内化为自身的素质与修养。在医学人文教育当中，实践教育可以促使人文知识内化为人文素养，培养学生的创新能力，增强学生的道德信念和责任感。高职医学院校通过开展社会实践活动和医学人文教学实践基地建设等方式，将人文理论知识和实践相结合。

（一）积极组织开展丰富多彩的社会实践活动

社会实践活动的开展应当与人文知识相印证，人文教师在授课中讲授的人文知识只有通过社会实践的检验，才能使学生真正领会和贯通。因此，人文教师要善于将社会实践活动作为人文知识的实际案例。人文知识来源于社会，也必将实践于社会。学生会、团委可以与人文教育部门联合，组织学生积极参与社会实践活动。由于团委和学生会善于组织学生活动，人文教师拥有丰富的人文社会科学知识，在活动中起到指导和讲解人文知识的作用，两者的结合有利于丰富学生的业余生活，提高学生对人文知识的运用能力。比如，学校可以利用节假日时间开展社会调研、社区医疗服务、勤工助学等活动。在社会调查研究活动中，一方面，医学生可以普及健康知识，为人民群众送去药品和医疗器械，把先进的医疗知识带到基层；另一方面，医学生能够切身体会到基层医疗卫生状况，切身感受到广大人民群众对医疗服务的迫切需求。社会实践活动可以使学生在为社会服务中获得成就感，有利于学生树立为医疗事业贡献自身力量的决心。学校可以组织学生走进敬老院、福利院、孤儿院，开展青年志愿者活动；组织学生到周边医院开展医德医风教育宣传活动；组织学生参观革命军事博物馆、爱国主义教育基地，激发学生的爱国主义情感。

（二）开展医学人文教学实践基地建设

高职医学院校应当从医学教育实际出发，根据医学教育实际和学习环境来

建设医学人文教学实践基地，在预先设计好的学习环境中培养学生，使其养成良好的人文素养。

1. 确定开拓医学人文教学实践基地的基本方法

开拓医学人文教学实践基地的基本方法是将医学人文理论知识与医学道德、医学实践相结合，把著名医学家、优秀医务工作者的事迹，医学发展现状与趋势，当前医学界的社会热点问题等引入人文教学。开展医学人文教学实践基地建设的目的是拓展理论与实际相结合的空间，增强人文教育的实效性，探索医学人文教育的新模式。在医学人文教学实践基地的建设中，高职医学院校要注意寻找医学实践中的一些典型事迹，把典型事迹作为医学人文教育素材。比如，在遗体捐献过程中就有很多感人的事例，学校可以将这些感人事迹作为医学人文教育的素材。学校可以建造展览室，用于展示、弘扬遗体捐献者的道德境界和人文精神。展览室可以对学生定期开放，在人文教学中让学生受到人文精神的感染。

2. 建设医学人文教学实践基地要将正面、反面两种教育形式相结合

在医学教育实践当中，正面教育指弘扬医学职业道德、宣传高尚的道德境界和行为的教育方式，反面教育指揭露和批判不道德的医疗行为与错误的医疗思想的教育方式。高职医学院校建设医学人文教学实践基地，要把正面教育、反面教育结合起来，弘扬医学实践中真、善、美的行为和典型案例，利用这些典型案例来鼓舞学生的学习精神，引导学生形成正确的医学价值观，以达到启迪学生心智的作用。比如，天津医科大学就曾利用本校名人朱宪彝对学生进行医学人文教育，取得了很好的教学效果。天津医科大学通过讲解朱宪彝的典型事迹，彰显其精湛的医术、高尚的医德。这些真实的案例具有很强的说服力，特别是朱宪彝捐献遗体的遗嘱，朴实无华却感人至深，医学人文教师在讲解这些案例时只要稍加引导，就会收到良好的教学效果。

3. 建设医学人文教学实践基地重在引导

高职医学院校在医学人文教学中，过分注重人文知识的传授和灌输，缺乏对学生的引导。要使医学生形成良好的人文素养，高职医学院校既要把医学人文

知识和分析问题的方法传授给医学生，又要使医学生充分消化这些知识，将其转化为人文素养。建设医学人文教学实践基地就是要使医学生真正地领会所学知识，并引导医学生积极参与和思考。医学人文教学实践基地的显著特点就是启发医学生进行自我教育，而让医学生参观医学人文教学实践基地的目的是使医学生了解人文知识和人物事迹，进行思考。因此，在参观的过程中，人文教师要注重引导医学生观看和思考，使学生实现自我教育。引导的方法是多样化的。例如，在参观教学实践基地后人文教师可以要求医学生写出观后感，医学生在写的过程中要整理思路，深入思考，将自己观察到的事物上升为理性认识，形成自己的观点。人文教师的任务是对医学生的观点进行评判，纠正错误的观点，表扬和巩固正确的观点，这样就会起到强化的作用，使医学生逐渐学会分析和解决医疗实践中的实际问题。

4. 医学人文教学实践基地具有对教师的人文教育功能

高职医学院校要注重教学实践基地对教师的人文教育功能。教师在人文教育当中的作用是不言而喻的，广大教师只有具有丰富的人文知识和为医学人文教育献身的坚定信念，才能全身心地投入到医学人文教学的实践当中。学校人文教育部门要经常组织教师参观教学实践基地，这种参观教育活动不仅要求医学人文教师参加，还应包括其他任课教师。医学人文教学实践基地建成后，学校应组织全体教师定期、有秩序地参观教学实践基地，使广大教师受到鼓舞和震撼，为做好人文教育工作注入精神力量。

综上所述，医学是具有人文和自然双重属性的科学，其本质是对人的尊重和关怀。当前，社会的发展、医学模式的转变和医学教育的改革都要求高职医学院校加强医学人文教育。调查情况显示，当前高职医学生人文素养水平偏低，反映出高职医学院校在人文教育方面存在诸如重专业轻人文的教育观念、人文课程体系设置不合理、人文师资力量薄弱等问题。医学人文教育是一个系统而庞大的工程，高职医学院校要想提高人文素养教育水平，就必须更新医学教育理念，积极探索适应医学发展趋势的人文教育模式，提高人文素养教育的针对性和实效性，增强人文师资力量，完善人文课程体系，加强校园文化建设，使人文教育理论和实践不断地结合。高职医学院校要想切实提高人文素养教育水平，就必须长期努力，坚持不懈。

第三章　高职医学院校职业道德教育

第一节　高职医学院校职业道德教育的必要性

一、加强职业道德教育有利于培养医学人才

党的教育方针提出培养德智体美劳全面发展的社会主义建设者和接班人，每所大学都担负着为社会培养合格人才的任务。人才除了应该具备相应领域的专业技能与知识外，还应该具备较高的道德素质。“自古昔以来，国之乱臣、家之败子，才有余而德不足，以至于颠覆者多矣。”关于德与才的关系，司马光曾在《资治通鉴》中写道：“夫聪察强毅之谓才，正直中和之谓德。才者，德之资也；德者，才之帅也。”他给圣人、君子、小人下定义：“是故才德全尽谓之圣人，才德兼亡谓之愚人，德胜才谓之君子，才胜德谓之小人。”司马光的这一论述是有针对性的，他提出的选人标准是：“苟不能得圣人君子，与其得小人，不若得愚人。”用人最理想的标准是德才兼备，一个人的品德对个人乃至国家的发展至关重要。

医学生是未来的医务工作者，其职业道德状况关系到病人的生命安全和身体健康，关系到医疗卫生事业的兴衰，甚至关系到社会的安定和谐。虽然我国高职医学院校为了提高医学生的职业道德素质开设了相应的课程，但是这远远不够。医务工作者的医德具有更加特殊的性质，而医学生的综合素质包括职业道德素质、身体心理素质、业务技能素质和仪态行为素质。其中，职业道德素质是医学生综合素质中最核心的内容，因此，加强职业道德教育是医学生人才培养的首要任务。高职医学院校作为医学生的培养基地，应当把加强医学生的职业道德教

育放在首位，促使医学生形成良好的医德，促使医学生全面发展，为我国医药卫生事业的发展作出应有的贡献，更好地为人民群众的健康服务。

二、加强职业道德教育有利于推动“双文明”协同发展

思想道德建设和科学文化建设是社会主义精神文明建设的两个主要组成部分。因此，职业道德教育不仅是高校开展思想政治教育的主要目标，更是社会主义精神文明建设的一个重要组成部分。职业道德的加强不仅能使每个从业人员的思想水平和道德水平得到提升，还能使整个社会中人与人之间的关系朝着和谐的方向发展。在人和人的职业关系中，每个人都会感受到来自对方的关心和照顾，感受到来自对方的爱护和奉献，这有利于人们道德情操的培养。从这个意义上讲，加强医学生职业道德教育，培养医学生高尚的道德品质，是加强社会主义精神文明建设的重要方面。

当代学生的思想道德教育包括很多方面，但对于高职医学院校而言，医德是医学之魂，是衡量医务工作者的最高道德标准，医德教育是学生素质教育的根本。育人是思想政治工作的中心，高职医学院校在培养学生业务素质的同时，还要提高学生的德育水平。高职医学院校实施学生思想道德素质教育，就是要帮助医学生形成正确的世界观、人生观和价值观，树立高尚的品德情操和攀登科学高峰的顽强意志，树立崇高的职业责任感与道德使命感。一名医务工作者良好的医德素质不仅是医疗机构向社会反映精神文明的窗口，还是精神文明建设的必备条件。

物质文明和精神文明的协同发展对于促进社会和谐及学生的全面发展有着重要的作用。因此，高职医学教育工作者必须站在精神文明建设的历史高度上，认真负责地做好医学生的职业道德建设工作，为医疗事业的发展输送高素质、好医德的人才。

三、加强职业道德教育有利于促进社会建设

在竞争激烈的就业市场中，大学生要想获得一个良好的就业岗位，除了需要具备一定的专业知识和能力外，还应当树立相应的职业道德观念。大学生只有

培养职业情感，树立职业理想，形成良好的职业习惯，才能把自己的专业知识和能力有效地运用到工作中，在职业岗位上做出优异的成绩，成为对社会有用的人，赢得社会的认可，从而更好地融入社会。高等教育在我国教育体系中占据重要地位，对整个教育体系具有引导和支撑的作用，它在促进社会建设的进程中肩负着光荣而又艰巨的历史使命。学校的教学主体是教师，学校的学习主体是学生，学校的一切活动都是为了师生的学习与发展，都是为了促进社会发展。

高职医学院校要不断加强医德教育，提高师生的思想觉悟，及时化解各种矛盾，促进校园与社会的和谐稳定。同时，医学生作为我国医疗卫生事业的后备军，应当在加强医德学习的同时，拒绝社会腐败风气的诱惑，保持言行一致，将自己的职业视为神圣的事业，努力做一名为人民、为社会服务的医务工作者。

四、加强职业道德教育有利于提高医疗服务质量

医学生的职业道德观必须根植于社会，医疗实践活动必须注意社会效益和经济效益的统一，并以社会效益为优先。市场经济的发展为医疗条件的改善提供了物质基础，推动了医疗行业自身的发展。社会的不断发展要求医务工作者必须正确处理国家、集体和个人之间的利益关系，不断加强医德素质，使自己的医德境界得以升华。

医德是调整医务人员与病人、医务人员之间以及医务人员与社会之间关系的行为准则，是一般社会道德在医疗卫生领域的特殊表现。随着医学模式的转变，医德的重要性更加突出。高尚的医德对病人的康复有着积极的心理暗示作用，同时有助于医务工作者提高工作能力。因为一个医德高尚的医务工作者必定会把病人的利益置于首位，勤奋刻苦，深思钻研，在高效治疗病人的同时，不断提高自己的工作能力。反之，如果医务工作者只关注自身利益，不关心病人和社会利益，就会导致医术止步不前，甚至后退。况且，随着医学的发展，一些医学伦理问题也会相继出现。为了解决这些问题，医务工作者必须学习社会学、伦理学等相关知识，以此来适应现代医学的发展需要，提高医疗质量与管理水平，完善现代医学知识体系，进一步提高医疗服务质量。

五、加强职业道德教育有利于促进医学事业健康发展

医德建设的根本宗旨是全心全意为人民服务，其本质是医务工作者要以服务最广大人民群众的健康需求为目标。我国医疗卫生事业必须体现最广大人民群众的根本利益，维护广大人民群众的健康权益。我国的医疗卫生制度正在进行改革，目标是把惠及最广大人民群众的根本利益作为最高价值追求。全体医务工作者必须把自己的职业追求融入全身心为病人服务的实践中，不断加强自身的医德修养，提高医德境界，共同促进我国医疗卫生事业的健康发展。

六、加强职业道德教育有利于促进医学生树立正确的择业观和就业观

大学生正处于求知立志的变化时期，心理需要的可塑性很强。医学教育工作者的任务之一，就是要把社会对高尚医德的需要转化为医学生个人的医德品质和习惯。这种转化需要经过多层次、全系统医德教育和学生自身的逐步提高方能完成。一旦形成相对稳定的职业道德，医学生对今后从事的职业就有了清晰的认识，对如何对待医疗行业、如何做好医生的本职工作也就有了一定的认知。

医生的首要任务是帮助患者解除痛苦，在提供医疗服务的过程中要有无私奉献的精神，不应该将工作重心放在对名利的追求上。从职能上来看，医生的目标是帮助病人摆脱疾病带来的痛苦。医生不仅要具备精良的医术，还要拥有高尚的医德。所以，医德作为医学生应该具备的核心品质，为医学生今后从事医疗卫生工作奠定了基础。从本质上来看，治病行医是医生和患者之间的直接对话。医生的工作对象不是机器，在治疗过程中，医生不能随心所欲。医生应该具备十分严谨细致的医学态度，在工作中做到专心致志，不为外界环境所打扰。医生应当结合每个患者的不同生理特点，通过初步诊断、针对性用药或者采取手术等方式，尽可能地将医治的每一个步骤做到完美，准确地掌控患者的生命体征，以充分地把握和应对可能出现的突发情况。这一系列工作的每一个环节都能够反映医生的道德素养，而道德素养作为精神层面的支柱，指导医生的具体工作。对于这些，高职医学院校有必要让学生全面了解、仔细体会，为今后从事这个职业做好一切准备。高职医学院校要通过职业道德教育，加强医学生对医学专业的认识，提高

医学生的职业化水平，让医学生树立爱岗敬业的思想，把从事医疗服务工作看作神圣高尚的事业，看作有益于社会进步和人民幸福的事业。医学生要牢固树立全心全意为人民服务的思想，提高责任心和使命感，将外在的道德要求转化为内在的认识和行动，努力塑造“大医必大儒”“止于至善”的完美医德境界，坚定地朝着神圣医学殿堂前行。尽管医学生职业道德教育的意义重大、影响深远，但目前高职医学院校的职业道德教育不同程度地存在这样或那样的问题，如何加强和改进医学生职业道德教育已成为摆在高职医学院校面前亟待解决的重要问题。在厘清医学生职业道德现状，深入研究和分析这个问题产生的原因的基础上，有针对性地提出改进的意见和措施，是提高医学生职业道德教育水平，改革人才培养模式，转变人才培养理念的重要方法。

第二节　高职医学院校职业道德教育现状

我国高职医学院校的医学生职业道德教育受到了高度重视，取得了不错的成效，但是不管在学科体系建设、教材内容选择方面，还是在教育顶层设计、教学课程安排方面，仍存在一些问题，有待进一步地细化、优化，并做好科学性、实证性的研究。

一、高职医学院校医学生职业道德教育体系的内容

医德是职业道德的一个重要分支，也即医务工作者的职业道德，是医务工作者在医疗实践活动中应当遵循的道德准则和行为规范的总和，是社会一般道德在医学领域的具体表现。它对于医疗卫生行业的从业者有着很强的指导性和规范性作用。医学职业本身就倡导善、褒扬善、引导善。我国最早的医学著作《黄帝内经》就强调：“非其人勿教，非其真勿授，是谓得道。得其人不教，是谓失道，传非其人，漫泄天宝。”大意是只有品德高尚、热爱医学事业的人才能做医生。宋代《小儿卫生总微论方》提出：“医者，正己，正物。”何为“正己”，其意

为注重培养医生品德，正直诚信；何为“正物”，其意为明确诊断，恰当用药，全力救治。“正己”为先，“正物”之后，即医生要先做人，后做事。

宋代医者林逋在《省心录·论医》中提出：“无恒德者，不可以作医。”这说明古人行医首重医德。世界各大医学院校在医师培养过程中都把医生的个人素质培养放在首位，包括职业操守、系统知识、沟通技巧、临床技能、公卫系统、信息管理、研究态度等。其中，医生培养第一关注的是医学生的价值观和对于医学伦理的认可程度，同时医学生需要具有良好的医患沟通能力。只有做到这两点，医学生才能将自己所学的医学知识更好地运用到临床当中。对于医学生而言，在某种意义上，医德的培养胜过医学专业知识的培养。目前，高职医学院校对学生开展的道德教育主要包括以下四个方面。

（一）“三观”教育

目前，国内的高职医学院校大多安排了马克思主义基本原理、毛泽东思想和中国特色社会主义理论体系概论、中国近现代史纲要、思想道德修养与法律基础等思政课程，另外还新增了形势与政策课程。医德教育要与马克思主义政治理论课程相结合，要充分利用马克思主义政治理论课程对医学生进行世界观、人生观和价值观的教育，帮助医学生树立正确的世界观、人生观和价值观。医学生在学习理论知识、思想观念的同时，还应懂得运用科学的理论思维及方法，如唯物辩证法等，研究与解决医疗工作中的具体问题及矛盾。医学生只有经过系统的政治理论及医学伦理等课程的教育后，才能形成科学的世界观、人生观与价值观，在具体的医疗工作中，对于名利才会有理性的看法，同时也能运用医德标准及要求来规范自身的医疗行为。

（二）医学伦理学教育

医学伦理学是高职医学院校进行医德教育时开设的一门重要课程，在医德教育中占据主导地位。在学习医学伦理学的过程中，医学生能较好地分析和理解医学伦理中的常见问题，医德的基本准则、要求及培养医德的过程中所涉及的规律等。医学伦理学的研究对象为医务人员；研究内容是医务人员在医疗过程中的行为、问题以及医学科学中各个从业主体之间、医学同社会之间存在的道德关系；研究目的是制定相关的医学道德规范并最终予以落实。同时，医学伦理学还跟其他学科如医学、伦理学等产生联系。在新时期，该学科不断获得新的发展，在现代医学科学中的作用及地位也越来越明显，很多高职医学院校都开设了医学伦理学课程。伦理与道德是相连的，道德是每个人都应该遵循的行为准则，它对于医学生来说十分重要。医学生要想成为一名合格的医务工作者，就必须了解和培养良好的职业道德素养，全面掌握医学伦理学的理论知识，知道将来在实践中遇到类似问题时，该采取什么样的行为及应对措施。只有具备良好的职业道德素养、扎实的理论知识，医学生才有可能成为真正的医务从业者及医学研究者，才能为医学事业作出应有的贡献。

（三）医学法规教育

目前，我国法律制度已逐步完善，社会群体的法律意识也越来越强，这就必然要求进一步提高医疗服务和工作质量，而这一过程往往伴随着各种纠纷或矛盾。医学生要想成为一名优秀的医务工作者，既要精通先进的医疗技术，又要了解相关的法律知识。依法治医、依法行医对医学生的法治教育提出了特殊要求。高职医学院校应对医学生开展卫生法治教育，增强其法律意识，这也是高职医学院校必须关注的重点。例如，针对临床专业的学生，高职医学院校应安排其学习《中华人民共和国执业医师法》等法律法规，而针对药学、中药学专业的学生，高职医学院校应开设关于《中华人民共和国药品管理法》等法律法规的教育课程。现阶段，国内高职医学院校针对医学生开展各种法治教育工作的理解程度还不深，有些甚至错误地认为医学生要等到真正开始就业才需要学习相应的法律知识。然而，事实并非如此，法治教育同医德教育是不可分离的，在开展医德教育的同时，学校应该注重法治教育，让法治教育来保障医德教育工作更加健康有序地进行。鉴于此，高职医学院校应从转变自身错误的教育理念开始，培养一支高水平的师资队伍，开拓教育市场，做到科学选材，把握医学生的发展特点，运用先进的教学方式及手段，对医学课程结构及内容进行更新与改革，突出医学法治教育在医学生职业道德教育中的重要作用。高职医学院校要针对医学生开展各种法治教育，让他们树立起正确的法治思想及法律意识，在实践中运用法律制度来规范自身行为。同时，高职医学院校应开展医学深入研究，帮助医学生提高思想道德水平与社会责任感，减少和避免医患纠纷。

（四）职业道德教育

道德是精神文明建设的重要内容，而职业道德是构成整个道德思想体系的一个重要方面。医德作为一种特殊的职业道德，有其重要意义。医德的高低直接体现出了医院精神文明建设的实际水平。医德及医院口碑与群众就医息息相关，同时也影响到医院的名声和未来。职业道德即从事某种职业的人，在其工作与实践中必须具备的和其职业有关的道德基准与具体要求。《公民道德建设实施纲要》阐述了职业道德的定义及范围，即热爱工作岗位、恪守诚信、公平处事、为群众服务等。随着人类社会的进步与发展，社会中的各行各业都被细化，出现了越来越多的职业及岗位，个人同其职业之间的联系也更加紧密。与此同时，各个行业也形成了与之相应的职业道德基准，也就出现了每个个体的职责与利益。例如，教师应做好学生的表率与榜样，医生要承担起救助病人的责任，公务员应坚持廉洁自律，商人则应进行公平交易等。职业道德教育的内容实际上可分为职业道德理念与职业道德行为两大部分。职业道德理念属于职业道德理论中的一部分，能为职业道德活动指引方向，主要有职业道德的原则、基准、范围、心理等内容。职业道德行为则分为个体的道德行为、考评、素质等方面，它从一定层面上体现了个体职业道德水平的高低。

在现代医学的教育理念当中，要想实现职业道德教育目标，制定个体化、具体化的培养方案是重点。它的内容包括人文观念和生命伦理的教育，它的方式要符合社会形势及个人培养的具体变化，将教育扩展到社会生活的方方面面，如公众品德、生命价值观、社会心理学等。医德教育已经从传统单一的职业道德教育变得更加系统和完善，教育方式也不再局限于学校，而是面向全社会。

二、高职医学院校医学生职业道德教育的过程

大学生职业道德培养的目的在于使大学生形成自我思维能力，对于教育工

作者而言，就是在符合当下环境要求的基础上，对拥有自我思维的大学生个体进行完整的思想教育。这个过程是有机的、系统化的。从这一层面上来说，拥有自我思维能力的大学生与教育工作者本身具有不可分割的联系。与此同时，教育工作者还必须通过各种方式管理受教育的大学生，并为之创造和提供各种环境与条件，重视和加强对大学生的职业道德教育；拥有自我思维能力的大学生在教育工作者的要求下，通过自我认知将道德模范变成自身品德。从本质上来说，医学生的职业道德是外部环境、内部机制及个人共同作用的结果，具有整体性、有机性、统一性。具体来说，高职医学院校医学生职业道德教育是一个不断演进的过程。

（一）课堂教育

传统的书本教学作为个人思想品德及个人素质培养的主要方式，是理论、课堂式教学与专业技术技能教学相结合的一种方式。高职医学院校要充分利用具有权威性和科学性的教材，对医学生进行品德和专业知识的教育。

教材就是思想品德及职业素质培养最好的载体，教师将其科学性与思想性联系在一起，在授予专业知识的同时，可以使学生形成良好的品德。其方法不应局限于课堂讲授，更应该多样化。教师应当以培养医学生的自我认知，提高医学生的责任感、业务感为主，使拥有自我思维能力的医学生最终形成自主思维和道德自觉。通过职业道德和专业知识的学习，医学生将具有更强的责任感和业务感。

（二）课内外及校内外活动教育

积极有趣的课内外及校内外活动是整个教育体系的关键点，是素质教育的具体体现，也是学校实施个人思想品德及个人素质培养的重要方法之一。高职医学院校要积极组织诸如大学生职业道德竞赛、大学生职业技能比赛等活动，使课内与课外双向联动，进而促进大学生职业道德的提高。

（三）义务劳动活动实践教育

个人思想品德及个人素质的培养，必然离不开相应的义务劳动活动。而对于医学生而言，适度的义务劳动是培养社会经验和社会交流能力的基础。因此，义务劳动活动是实现个人思想品德及个人素质培养完整性的重要内容。高职医学院校要组织医学生参加校内和校外的义务劳动活动，尤其是定期到敬老院、医院进行义务劳动，讲解和宣传医学知识，在义务劳动实践中促进医学生的职业道德和专业知识有机结合。

（四）时事政策学习教育

学校作为实施个人思想品德及个人素质培养最重要的组织者和发起者，很多时候必须采用各种方式，提高医学生的自主能动性。思政教学是学校能够充分实施思想政治教育的重要手段。同时，也要让医学生关注和医学有关的重大事件，以加深对当代医患关系的深刻理解，提升自己的思想境界和道德水平。

三、高职医学院校医学生职业道德教育中存在的问题

（一）观念没有及时更新，认知水平有待提高

目前，全国各高职医学院校都意识到了职业道德教育对于医学生的重要性，坚持德育为先，促进人的全面发展。德育是一种潜移默化的影响，是一种渐变的过程，不可能一蹴而就，可能需要几年甚至几十年的努力。

一些高职医学院校没有及时更新观念，忽视了对医学生职业道德方面的培养，没有真正做到将德育与教学、科研、社会服务等一系列工作与医学这一行业有机结合，没有真正做到统一安排、统一实施。很多外界人士甚至高职医学院校的教师会形成一种定式思维——德育工作是学校领导、思政教师的本职工作，与自己无关。专业课教师、社会及家庭没有参与到学生的德育教育中，甚至还在一定程度上影响了学校德育的效果。

（二）职业道德教育队伍力量薄弱，团队结构不科学

高职医学院校扩招带来的最大问题，就是医学生无法与教师长时间相处、交流和沟通，进而可能导致医学生对高尚品德理解、感受得不够。高职医学院校的思想政治课教师、医学伦理学教师、大学生思想政治辅导员、医学专业课教师等都是大学生职业道德教育的承担者，他们自身的综合素质、职业道德观念及职业行为对大学生有着重要的影响。

高校思想政治课及医学伦理课的授课教师承担着培养医学生思维能力、提升医学生道德境界的重任，他们虽然有一定的思想政治理论、心理学、教育学等专业背景，但是对医学知识、临床工作环境不熟悉，往往重理论轻实践。医德教育内容与现实环境脱节，照本宣科，往往使医学生无法将理论联系实际。

辅导员应该是医学生在校期间最亲近的教师，他们与医学生之间的接触程度、了解程度、信任程度是其他教师比不了的，他们是医学生的人生导师和知心朋友。这一工作的特殊性决定了辅导员在职业道德教育中的诸多优势。但是，辅导员往往有不同的学科专业背景，缺乏系统的、全面的医学伦理学知识，进而不能对医德教育的方式、途径进行深入、有效的研究，忽视了将职业道德教育贯穿于思想政治教育和日常教育管理的整个工作中。

医学专业课教师出身于医学专业，其综合素质往往参差不齐，缺乏系统的思想政治相关理论及教育学、管理学、伦理学、社会学等方面的综合知识。其教学局限于专业知识与技能的传授，忽略了寓医德理论于具体的教学内容之中的重要意义，致使职业道德教育中的教师功能减弱。

（三）教育内容不够丰富，缺乏时效性

目前，高职医学院校职业道德教育所教授的内容主要来自教育部对于普通高校的基本德育要求，这显然无法满足医生这一特殊职业对于职业道德的要求。虽然高职医学院校医学生接受医学伦理学这门职业道德公共课的教育，但并不能满足当今医疗技术的发展要求。医学职业道德教育主要存在教育内容不够丰富、缺乏时效性等问题。

1. 教育内容不够丰富

第一，专业教材缺乏。目前，国内只有个别的省市或个别医学院校出版编印了相关医学德育书籍，但尚无具有全国影响力的职业道德教育系列教材或相关工具书。教材的专业性、系统性、权威性均有所欠缺，这无疑造成了高职医学院校职业道德教育理论的缺失，也使高职医学院校无法有效地发挥对医学生职业道德教育的指导作用。

第二，人文课程较少。调查发现，在现有的医德教育中，尽管通过多次改

革创新，医德教育的课程设置日趋合理，但传统教学结构没有从根本上改变，涉及的人文知识很少。除大部分是国家规定的大学生公共政治课外，只有一小部分有职业精神培养的内容，职业道德教育的科目门数少、课时少，且学分低。当前高职医学院校偏重医学的专业知识教育，而忽略了学生的人文素质培养，致使医学生职业道德教育状况没能得到根本改变。

具体来说，医德教育现实性的缺乏，集中体现在医德教育的内容方面。在历史上，我国涌现出了一批以华佗、孙思邈、李时珍为代表的名医，他们不仅妙手回春，而且具有高尚的医德，悬壶济世，救死扶伤。他们的事迹不仅在国内广为流传，而且在国际上形成了巨大的影响力。在我国全面建设社会主义现代化国家的今天，他们的医德精神符合以爱国主义为核心的民族精神的要求。从这个角度来看，继承和弘扬我国传统医德中的有益部分，从而丰富医德教育的内容，对于我国医疗卫生事业的整体发展具有强大的推动作用。

在我国高职医学院校的职业道德教育中，《医学伦理学》是指南针式的教材，绝大多数的高职医学院校是通过在课堂教学过程中灌输这本教材知识来完成职业道德教育的。这种被动的知识接纳模式使得医学生对于知识缺乏足够的接纳热情，甚至产生一定的抵触情绪。在课堂教学的过程中，教师将职业道德教育的相关知识以纯理论的形式教授给学生，由于学生缺乏对职业道德教育相关知识的产生基础、发展背景的了解，相关知识在他们面前只是一个个空泛的知识点。这种教学方式很难使学生对职业道德进行深入理解和掌握，很难使学生树立起正确的职业道德价值观。

我国职业道德教育开展的时间较短，一部分任课教师对职业道德教育的理解不够深入，对职业道德教育的重要性和必要性认识存在偏差。这些教师在课堂上对于职业道德知识的传授，只简单地停留在理论的层面，教学过程呈现教条化和生硬化，对于学生的疑问难以解答，对于学生的不同意见缺乏正确引导，教学方法枯燥单一。

专业教师对医学生的医德教育，主要停留在医学伦理学等理论知识的传授，缺乏实践案例教学、情景模拟教学等互动方式，少有做到言传身教，从而导致医学生医德知识匮乏、医德信念不强等。

随着科学知识的不断发展，医学的发展也以一种惊人的速度呈现在世人面前，许多新的问题和矛盾也日益凸显，诸如器官移植、人工受孕等，无一不产生了巨大而广泛的道德和法律的矛盾冲突。过去的医学职业道德教育无论是在内容上还是在形式上，都已经不能满足新时代的发展要求。

2. 教育内容缺乏时效性

医德教育在内容上往往具有一定的抽象性和理论性，其展现形式更多地表现为许多的知识点，而并非一种生动的、形象的表述，与它产生的基础即动态的、丰富的医学实践活动产生一定的脱离。道德作为一种社会公序良俗和习惯影响下的产物，其产生和发展势必无法离开社会环境的影响。医德是道德范围中的一部分，它的教育内容应当牢牢地建立在对于现实的把握上，但由于我国医学发展速度较快，市场经济带来的思想冲击较大，医学生普遍学习负担较重等多种原因，我国当前的医德教育在内容上存在一定的滞后性，同实际产生了一定的脱节。

四、高职医学院校医学生职业道德教育存在问题的原因分析

（一）外部环境因素

1. 多元文化带来的挑战

自改革开放以来，我国社会文化由单一性向多元化发展，大学生的思想观念出现了选择性、多样性、差异性及多变性等特点，少数人的价值观也因此出现了偏差。

2. “互联网 +”的影响

当今社会，随着“互联网 +”的发展，网络信息传播快、广、多，时刻影响着社会和人的各种行为。因此，有关部门必须认真执行网络信息监管制度，加大对网络媒体的管理力度，提高从业人员的职业素质，规范媒体行业行为，营造风清气正的舆论氛围。

3. 医疗技术发展的利与弊

社会生产力的发展促进了高科技医疗技术的发展，这一方面提高了人类的

健康水平，另一方面也带来了一系列问题，人类面临前所未有的伦理、社会、心理等方面的挑战。试管婴儿、器官移植、胚胎干细胞的研究、克隆技术、兴奋剂的使用，使得医学与社会伦理的影响、作用、冲突加剧，引起社会各方面的重视。现代医学解决了许多疑难杂症，但是新的问题也随之而来。例如，医疗资源分配的合理化、选择优质基因与生命的平等性、医疗行为和医疗产品带来的伤害，这些问题都需要我们谨慎对待。

（二）学校因素

职业道德教育环境对学生教育起着潜移默化的作用。这个环境是指对大学生的思想品德的形成、发展、产生影响，发生作用的一切客观因素的总和。校园文化、校风、教风、学风等因素都包括其中。在一个人进入职业生涯以前，绝大部分时间是在校园里度过的。因此，从这个角度来讲，学校内部环境的好与坏对一个人的成长成才是非常重要的。

1. 学校的硬件条件

一所学校，尤其是高职医学院校，有没有很好的基础设施条件，直接影响到这所高职医学院校的教学质量。医学教育在高等教育中有着很强的特殊性，它更注重医疗技术的实际操作性，医学学科属于自然科学，学生需要在大量的实验、反复的实训中获得知识和技能，而不是仅仅依靠阅读、教师授课的方式来学习。医学教育需要大量的实验耗材、基本的实验设施、不断优化的仿真道具，而这些都需要一定的经费保障，这有赖于国家和地方的社会经济发展水平。如果地方行政机构的医学教育经费投入不足，高职医学院校就无法完成相关专业的教学任务，更不能进行相应的学科提升，医学教育就会停滞不前。

如果高职医学院校的住宿环境差、餐饮条件低，那么医学生也不能安心就读，甚至会引发更严重的问题，医学职业道德教育更无从谈起。反之，校园如果优美、静谧安宁、秩序良好、赏心悦目，就会给学生带来愉悦的心情，让学生产生喜爱学校、建设学校、美化学校、珍惜学校的情感，进而陶冶医学生的道德情操，并能在具体的学习中转化为努力学习科学文化知识动力。

2. 学校的软件条件

学校软件建设的第一个方面就是精神文明建设。学校精神文明建设直接影响医学生的成长成才，影响职业道德教育的效果。一个学校的精神文明建设水平很大程度上取决于领导的重视和参与，加强高校精神文明建设，必须提高领导的决策能力。学校主要领导要深刻认识精神文明建设在培养合格人才过程中发挥的不可替代的作用，树立正确的办学指导思想，把精神文明建设列入学校常规工作中，有计划、有安排、有落实、有检查，促进精神文明建设上水平、上台阶，以此带动和促进医学生职业道德教育进一步发展。精神文明建设是一个广大师生共同参与、共同创造的过程。正因为如此，精神文明建设的主体就是广大师生，只有充分认识广大师生在精神文明建设中的主体地位，充分发挥主体的主观能动性，发挥自我教育、自我管理的作用，切实解决主体迫切需要解决的问题，以人为本，尊重个体，精神文明建设才能贴近实际，取信师生，得到师生的理解和支持，精神文明建设才会有活力，才能取得实效。

学校软件条件的第二个方面就是校园文化建设。高职医学院校的校风、校训、教风和学风等校园文化因素，同样不可忽视，它们对学生道德品质的养成具有潜移默化的作用。高职医学院校的校园文化不能类同于其他学校，一定要突出专业特点。本书发现，一些高职医学院校的校风校训特点不突出，没有自己的风格，在学生中的普及度、认可度不高，甚至很多即将毕业的学生不太清楚自己学校的校风校训是什么，也就谈不上对学生的激励与陶冶。一所学校的校园精神反映了该校的历史发展沿革，是几十年甚至上百年来，广大师生在学校发展过程中锐意进取、攻坚克难、创造成就与辉煌的生动写照，并且高度凝结了师生的价值取向、社会认同与精神寄托。后继的师生每每看到、听到、传颂这些事迹时，内心情感的共鸣会极大地增强，这会激发后继者为了学校的更好发展而作出更大的努力与贡献。

校园文化建设中不容忽视的是良好的人际关系，这种关系主要表现在师生之间、教师和教师之间、学生和学生之间。良好的师生关系会使得教师爱岗敬业，学生尊师重教、刻苦努力。反之，师生关系不和谐，将会造成教学秩序混乱，进一步影响教学效果，不利于教学质量的提高。良好的业缘关系也很重要，教师同行之间相互尊重、团结友爱，积极分享优秀教学成果，共同探讨教学手段，完成教学改革的相关任务；学生之间团结互助、风清气正，努力形成你追我赶的学习氛围，积极参加校园文化体育活动、社团活动，努力形成良性、有序、健康发展的态势，使得医学职业道德教育效果凸显。

调查显示，医务工作者的职业道德严重影响患者的心理、情绪和态度，甚至会对治疗效果产生影响。良好的职业道德会增进医患之间的信任，改善医患关系，减少医患纠纷。医患关系紧张，已成为全社会关注的热点，这给医患双方、医疗机构、社会都带来了非常不利的影响。正确分析和认识造成医患关系紧张的原因，认清医务工作者的职业道德对医患关系的影响，是加强和改进医学生职业道德教育、培养合格医务人才的前提。

3. 医德教育体制不完善

其一，课程的结构不合理。从开设的课程来看，目前我国高职医学院校仍以医学专业课程为主，对人文社科等相关课程的重视程度不够。虽然各高职医学院校在国家教学大纲的要求下均开设了相应的人文课程，但人文课程占总学时的比重较少，课时严重不足；从课程性质的界定来看，除医学伦理学是必修课外，其他均为选修课，有些高职医学院校甚至将医学伦理学这门重要的医德课程也定为选修课，导致很多医学生没有选修和学习这门课程；从课程开设的时间来看，多数高职医学院校将医学伦理学的开课时间安排在大一或者大二，这个阶段的医学生正处于基础课的学习阶段，还未真正学习和接触医学专业技能，对于医患关系、疾病痛苦、医学伦理等没有感性体验，因此也就无法透彻领悟课堂所学的医德理论。

其二，课程的内容不合理，缺乏继承性、可操作性和时代性。我国传统医德是历代医者经过几千年的实践、积淀而来的宝贵财富，更是高职医学院校医学生医德教育的重要内容。“医乃仁术”“大医精诚”“普同一等”的医德理念在当今医德教育中仍具有十分重要的价值和现实意义。然而，目前中国传统医药文化的相关课程多在中医学科或者中医院校开设，没有向不同专业、不同层次的医学生全面开放，导致医德文化出现断层现象，医学生缺乏对传统医德文化的继承和发展。另外，当前高职医学院校的医德教育内容都是大而全的，涉及各个医疗领域的医德问题，针对性不强，只重视医学生掌握理论的全面性和系统性，不注重将传授的内容与临床中的不良现象以及医学生生活中发生的事例相联系。教材的说教味太浓，更新速度较慢，既脱离现实生活和学生实际，又没有反映由于社会发展和科技进步所引发的道德更新。例如，试管婴儿、克隆技术、器官移植等某些新的道德观念和医德课题在教材中很少反映，医德教育内容缺乏可操作性和时代性，这使许多医学生面对现实问题时，缺乏正确的医德认识和实践能力。

其三，医德教育的模式单一。从医学生对加强医学伦理学课堂、临床伦理专题讲座、思想道德修养与法律基础课三个环节的医德教育效果的态度来看，认为通过以上三种方式加强医德教育“效果一般”或者“效果很差”者占 45.4%，认为效果很好者占 54.6%。有近半数的医学生认为，采取这种课堂理论教学模式进行医德教育的效果一般或很差。总体来看，当前我国高职医学院校的医德教育仍是以班级授课为基本教学形式，教学仍以课堂理论讲授为主要模式。这种教学模式单一，教学形式枯燥单调，教学中缺少师生之间的互动和临床实践的结合，使学生普遍感到抽象乏味。而且大学生处于被动接受知识的状态，难以激发自身的学习兴趣和主动性，更不能产生共鸣。

其四，医德教育评价缺乏有效性。医德教育评价是高职医学院校医德教育质量保障体系的重要组成部分，是医德教育实践的重要内容。当前，大多数高职医学院校对医德教育缺少完整性、系统性、科学性的评价制度和评价体系。“国内现有的评价体系实际上还是一种应试教育模式，考试成绩成为对大学生评价的唯一尺度。”高职医学院校几乎没有针对医学生医德表现的评价标准，也没有相应的专项考核，“仅把医学伦理学课程的考试成绩作为检验医学生医德的标准，没有把医学生平时的道德认知、道德行为、道德情感以及在医院实习时的医德医风表现等内容纳入评价体系，致使医学生仅注重医德理论考试成绩，忽视平时的道德行为规范。医德教育评价体系在医学生教育中没有起到激励和鞭策的作用，从而失去了医德教育评价本身的意义”。

其五，医德教育的师资队伍建设不完善。面对“您认为当前医德教育课教师最欠缺的是什么”这一问题时，选择“前两项的有机结合”者占 47.0%，选择“广泛的医学与临床知识”者占23.3%，选择“丰富的医德理论”者占19.5%，选择“其他”者占10.2%。调查结果显示，当前医德教师最欠缺的并不是单一的“医学知识”或“医德理论”，而是两者的有机结合与知识融会贯通。

（三）大学生自身因素

当前，在校医学生均已是“00后”。这是一个特殊的群体，由于出生年代、成长与接受教育的环境不同，“00后”大学生在思想观念、价值取向、人生态度上都表现出与“90后”大学生不一样的新变化。在思想观念上，“00后”大学生较“90后”大学生更为活跃和开放，不愿被传统束缚，思想行为特立独行，个性更加张扬，自我意识强，崇尚平等和自由，有较高的维权意识，不受约束，不惧权威；在价值取向上，“00后”大学生的价值取向更加多元化，价值观更为务实和自我，较“90后”大学生有更强的利己心理；在人生态度上，“00后”大学生较“90后”大学生更加乐观、自信，乐于接受新事物，勇于接受各种挑战，但辨别是非能力和抗挫折能力较“90后”大学生有所减弱。因专业的特殊性，“00后”大学生独特的思想和行为特征给高职医学院校的医德教育带来了新的挑战。

1. 价值取向多元化

“00后”大学生普遍具有较高的思想觉悟和职业精神，他们追求自我发展和自我价值的实现，有着较强的自我意识。这种思想导致他们对医德教育课程不够重视。

2. 医德情感弱化，缺乏同情、仁爱之心

“医德情感是对医疗卫生事业及病人所产生的爱恨、喜恶态度及其履行医德要求后的内心体验。”医德情感中最基本的道德情感，表现为医务人员对患者深切的同情心和仁爱心，它是促使医务人员为患者服务的原动力，也是构建和谐医患关系的基础。“00后”大学生大多数习惯了父母及长辈的宠爱，比起对他人的关注，他们更强调自己的主观感受和个体意识。研究表明，虽然大多数“00后”大学生热爱医疗卫生事业，明白医护工作者的责任心直接关系着病人的安危，但在实际行动过程中，真正做到关心病人疾苦、视病人如亲人的不多。

第三节 高职医学院校职业道德教育策略

高职医学院校职业道德教育的有效推进，需要完善相应的策略，具体来说，需要从提高医学生对职业道德的认知水平、加强医学院校职业道德教育队伍建设、完善医学院校职业道德教育体系、构建职业道德教育环境等方面开展具体的职业道德教育工作。

一、提高医学生对职业道德的认知水平

（一）树立柔性管理理念

“柔性管理是在研究人们心理和行为规律的基础上，采用非强制的方式，在人们心里产生一种潜在的说服力，从而把组织意志变为人们自觉行动的管理。”柔性管理的核心是“以人为本”的管理，当前高校教育同样强调“以学生为本”，鼓励学生自主学习，提高独立分析问题和解决问题的能力。我们应该树立柔性管理理念，采用情感化管理，树立平等意识，关注医学生的需求、心理、信念、素质等一系列问题，从医疗行业和医学生的特点出发，在教学实践中尽可能营造一种开放平等的授课环境，弱化教师的主体地位，尊重学生的主体地位和个性化发展的需要，给予医学生更多独立思考和学习的空间，有的放矢，因材施教，引导他们树立正确的医德观念，提高医学生的综合素质。

（二）引导医学生树立正确的职业道德观念

在医学院校职业道德教育的过程中，还需要利用一切教育手段和途径帮助医学生树立正确的职业道德观念，以便形成良好的医德。

医德观念随着社会经济水平的提高而发生很大的变化，医务工作者的社会需求度激增，这势必对医务工作者的医疗技术水平与医德水平提出更高的要求，但同时社会意识形态的变迁与沿革也会影响到医务工作者的医德观念。

提高我国传统医德观念主要是将大量的医学工作指向于医生一人，要求医生做到“医术高明、医德高尚、悬壶济世、名垂青史”，医生在传统社会中的社会地位很高，医术传承的家族性特征较明显，医生所承担的地方服务功能很强。而与当前社会发展的现状做纵向对比，我们却发现随着社会经济水平的提高，我国医疗卫生工作已经取得了很多的成绩，医生的社会服务承载功能也发生了很大的变化。一位医生不能直接影响一个行政区划单位的医疗卫生水平，更不能承受一个行政区划单位内的医疗卫生任务，需要地方政府甚至整个社会来进行医疗卫生体制的设置、细化、变革与完善，同时还需要医疗设施的建设与完善，需要医疗卫生机构内部的医疗人文环境的支持。

（三）提高医学生认知水平，增强医学生自我教育能力

提高医学生认知水平，让主体性因素在职业道德教育中发挥主要作用。在主客观因素中，主观因素在事物发展的过程中起决定性的作用。在德育教学中，要充分调动和发挥学生的主动性，鼓励学生积极参与到德育教育中来。

医学生首先必须重视自身德育，除具备精湛的医疗技术之外，更应有一颗急病人所急、想病人所想、全心全意为病人服务的心。在不断提高自身医学专业技术的同时，更须将医德的培养认真落实，贯彻到日常的细节之中，这是均衡医学生社会、家庭与工作之间关系的必要条件。鼓励医学生积极参与德育实践，发挥医学生的自主性，在学生宿舍活动、日常生活和社会实践中，以提高医学生综合素质为目标，引入职业道德教育内容。可采用对自主德育教育优秀者给予精神和物质奖励的方式，激发医学生参与德育的能动性和自觉性。“最美列车女孩”蚌埠医学院的林雪，利用自身所学知识，在列车上救治突发疾病的六旬老人，并在事后悄然离去。事后经媒体查找才知道她是蚌埠医学院的一名学生，其所在医学院不仅通令嘉奖，还以单项奖学金形式对该同学做出奖励，表彰先进的同时，也树立起了道德先锋的模范。

（四）加强医学生的通识教育，提高医学生的人文素质

提高医学生的职业道德水平，首先需要从校内教育开始。现在很多学者提出的德育教育“五位一体”的教育模式值得效仿。即学生从家庭教育、校内教育、自我教育、社会教育、网络教育这五个方面齐抓共管，共同营造医学院校学生德

育教育的氛围，通过客观环境与主体自我认知的相互协调配合，来进一步提高医学院校学生的职业道德教育水平。

在当前高等院校学生德育教育的过程中，我们探索了一些办法，除了传统思想政治教育的课堂教学外，积极利用“互联网 +”模式来推动学生德育教育的新发展。在正常医学专业的教学课程设置以外，尽可能地增加通识课课时数，加强通识教育，用更多其他人文学科的知识来补充医学教育过程中人文情怀的教育欠缺。通识课教育的途径也从传统课堂扩展到网络课程。医学院校这几年学制体系改革在不断深化，对于加强通识教育有良好的条件。但这里要说明的是，医学院校学生比起其他学科的学生来说，学制较长，学习内容较多，学业任务繁重，通识课内容的增加也使得学生学习任务大大增加，这就需要学生自我认知的提高与学校硬件设施的进一步补充与完善，否则，医学院校通识课教学内容的增加，也许就仅仅流于形式而不能真正达到提高医学生人文素养的目的。

二、加强医学院校职业道德教育团队建设

医学院校的职业道德教育团队主要由辅导员和医学专业教师组成，就团队结构方面而言，需要形成科学、专业的学术群体。

（一）辅导员的德育水平与相关专业的匹配性

辅导员是医学院校大学生日常思想政治教育的执行者，在一定程度上弥补了医学院校职业道德教育团队的空缺，但多数辅导员并非具有专业的医学知识背景，没有经过专业培训，更无临床实践经历，在对学生的医德、医风等教育培养方面无法起到实质作用。因此，在辅导员的遴选中，应该设置学科特殊性的选拔、考核内容，不能与国内其他普通高等院校的辅导员设置成一样的标准。选拔医学院校的辅导员时，要与其他院校区别对待，加强对其进行医学方面基本知识的考查，以便更好地教育医学院校学生，从而提高他们的道德水平。

（二）医学专业教师积极参与职业道德教育工作

经过我们的调查，结果显示 93.6% 的医学生认为导师的言传身教对医学生的影响显著或较好。但是当前医学院校的专业教师或导师普遍偏重对医学理论或实践技能的教学，忽略了医德、医风、医患纠纷关系处理等方面的内容传授，在

医学专业课教学的过程中医学伦理学、医德教育的内容渗透不深，在职业道德教育方面没有做好应有的示范表率，也没有利用一切可以运用的平台与手段。另外，职业道德教育的全员参与意识不够。因此，医学生职业道德教育的队伍建设任重而道远。

为了改变这一现状，我们建议高等医学院校必须加强协调性和指导性，这样就要求学校思想政治教育机构的负责人至少应该承担学校相应的领导职务，以便于在职业道德教育的过程中协调相关部门能积极参与。此外，职业道德教育的承载平台需要各学科共同搭建，职业道德教育是在实实在在的专业课教育教学的过程中让学生感悟生命的价值，认知医务工作与广大的人民群众的生命息息相关，了解医务工作者的社会作用与责任，努力承担相应的医务工作，特别是基层服务工作，自觉建立与服务群众的良好关系，最终在自己的职业生涯中实现社会价值的同时，也能很好地实现自我价值。

三、完善医学院校职业道德教育体系

（一）拓宽医学生职业道德教育内容

当前，我们要把社会主义核心价值观融入课堂教学和德育实践中。针对医学生的职业道德教育特点，积极践行社会主义核心价值观，编著专属于医学院校德育的教材，开设医事法律、医德医风等相关必修课程，以保障医学院校能够更为规范、科学、系统地开展德育工作，使医学生的职业道德水平得以提高。社会主义核心价值观中爱岗敬业是对医生最基本的要求，医学生在德育实践或今后的工作岗位上，要牢固树立“以患者为中心”的意识，对患者有耐心和爱心，恪守职业道德，拒收红包。职业道德教育是个系统工程，要全员参与，全程实施。在学生在校学习的每个环节、每个过程都要有机地融入德育内容，让医德教育贯穿学习的始终。医学生学制较长，利用这一特点，可以分段设置职业道德课程，按照学生的认知特点和规律，全程安排职业道德相关课程，让学生的认识水平逐级提高，循序渐进地增强学生医德情感和医德意志，从而使其牢固树立正确的医德信仰，最终形成良好的医德。社会主义核心价值观是一个社会的价值取向，要以核心价值观引领医学院校学生，促使其树立良好的职业道德水平。

（二）丰富医学院校学生职业道德教育手段和方式

1. 将职业道德理论教育与实践相结合

医学院校原有的职业道德教育形式偏于陈旧，但医学院校对学生的医学技能实践能力要求较高，所以应很好地利用这一优势，将专业实践、志愿服务和职业道德教育三者有机融合，利用医学生课余时间，多组织社会实践、医院见习、义诊等形式开展各类活动，让医学生能在学以致用的同时，更多地了解社会，发挥长处，展现才能，以提升其医学素养。

2. 以先进医德模范为典型

组织开展对先进医疗工作者感人事迹的宣传，树立起道德模范榜样，使医学生学有典范；还可尝试定期评选“医德模范”“道德标兵”等，鼓励医学生在日常生活、实践中以榜样为目标，严格要求自我，追求更高境界。

3. 加强医学生的团队合作意识

医学研究属于生命科学范畴，它需要多个专业的人才协同互助、彼此配合才能取得成效。医学学科分支很细，每个医学人才在医学领域中都有其独有的地位，只有共同合作才能发挥其最大效能。所以，在医学院校学生德育教育中，培育和弘扬团队合作精神，是当前社会新形势下医学院校学生职业道德工作的重要内容。

4. 有效利用网络

医学院校学生专业课程繁多、实习压力大，使得部分医学生只注重专业知识，而将品德修养抛之脑后。媒体因其更新速度快、内容趣味性较强、普及广泛等特点深受广大学生的喜爱。所以，合理利用这些媒体，让医学生可以随时随地第一时间获取最新德育信息，挖掘和发挥其在医学德育教育中的内在潜力是当前医学德育工作的新课题。

在医学院校网站开辟职业道德专栏，以医学生为主体，从形式、内容等各方面进行网络职业道德开发、宣传、监管和引导，并适时更新全国或各地方先进医疗事迹，弘扬医风医德。

发挥团队合力，巩固网络职业道德教育平台。医学院校所有教职工应该加入德育工作的队伍中，以达到全员育人的目的，通过最新、最热门网络平台，如微博、微信、博客、QQ 等，对职业道德理念做出宣传，发起热点职业道德话题及最新时政点评等，随时与学生积极互动，创造出属于当代医学生的职业道德工作特色。

（三）建立有效的医德教育评价体系

医德教育评价，就是评价者依据一定的标准、程序、方式、方法和技术手段，对医德教育过程及结果做出某种价值判断。医学院校应更新医德教育观念，建立有效的医德教育评价体系，重视对学生行为规范考核，把以理论知识为主体的评价体系变为理论和实践相结合，制定现实可行的评价办法并尽量加以量化。如在课程的考核方式上，可以通过论文、报告、演讲、伦理角色扮演、读书报告会、道德测评等方式检验学生，从而更加全面地了解学生对于医德问题的思考和理解程度。

四、构建职业道德教育环境

（一）优化医德教育的社会环境，营造良好的社会氛围

社会是一个多元的、动态的复杂系统，营造医德教育良好社会环境，发挥社会在医学院校学生医德教育中的积极作用，能够帮助医学院校更好地做好学生医德教育，促进医学生医德教育取得实效。

1. 构建和谐的医患关系

当前“看病难、看病贵”等问题使社会公众对医疗行业及其从业人员多有负面评价，这也是导致医患关系不和谐的原因之一。这首先应深化医疗体制改革，回归公立医院的公益性质，提高医务人员工资报酬和福利水平。其次应加大对医疗卫生事业的资金投入，尽快建立健全社会医疗保障制度，使老百姓“病有所医”，从宏观层面促进医患关系和谐。另外，政府部门应加强监督管理，完善相关的法律法规，加大对医疗卫生领域的监管力度。

2. 发挥社会舆论监督作用，积极传播正能量

舆论监督是新闻媒体运用舆论的独特力量，帮助公众了解政府事务，社会事务和一切涉及公共利益的事务，并促使其沿着法治和社会生活公共准则的方向运作的一种社会行为权利。报刊、广播、电视、网络都是新闻舆论监督的方式，

它不具有强制性，但具有一种精神的、道德的力量，对社会生活产生重要影响。一方面，运用新闻媒体所具有的舆论力量加强社会对医疗卫生领域的监督和管理，以促使其规范医疗行为，并警醒广大医学生，提高医学道德觉悟。另一方面，利用新闻媒体宣传性强、信息传播范围广的优势，在全社会加大对医德高尚、医风文明的正面典型人物、先进事迹的宣传和褒奖力度，大力弘扬全心全意为人民服务的先进医学典型，努力树立医疗卫生领域的正面形象，积极传播正能量，通过模范事例、榜样力量来影响医学生的医德医风，为医学生的健康成长营造良好的社会环境。与此同时，还应加大对网络、新闻、媒体及出版物等方面的监管力度，客观、公正报道有关医疗纠纷，从医学行业的特点和本质角度出发对医疗纠纷进行评论，引导社会公众理性思考，发挥正确的舆论导向作用。

（二）营造良好的医学院校校园文化氛围，创设健康文明的育人环境

文化素质教育的重点不是课程，而是氛围；不是知识的传授，而是校园文化氛围的熏陶、潜移默化、耳濡目染。学校是进行医德教育的重要阵地，校园环境对医学生的医德教育具有潜移默化的影响。充满人文气息的校园文化环境有助于医学生医德素质的内化，形成稳定的医德品质。加强校园人文环境建设，有利于传播健康向上的道德观念，并有助于医学生形成良好的医德。

1. 加强医学院校校园环境建设，注重发挥校园环境的宣传导向作用

首先，注重校园环境建设。如校园的绿化美化、结合医学学科特点在校内适当位置设立富有教育意义的人物或名医雕像等人文景观、在校园墙廊等处设置具有文化内涵、医德教育意义的图画和名人名言等，优美的校园环境不仅能使医学生们在欣赏美景的同时激发爱校热情，又可使他们在潜移默化中陶冶关爱自然、关爱社会、关爱他人的美好情操；其次，充分利用校园广播、校园网络、宣传栏、展板、校报、广告牌等作为舆论宣传主阵地，积极宣传良好的医德医风，如学校和社会上医德模范集体、医德标兵的事迹等，力求在校内起鼓舞、在校外起宣传的作用，弘扬主旋律，营造健康向上的校园文化氛围。再次，充分利用学校网站，及时传递国内外的医学科技动态，让广大医学生了解医学前沿知识，更深刻理解医学的使命和宗旨。最后，重视校园精神环境建设，发挥医学生誓词、校训、校

风、学风、教风等对学生的激励和感染作用。通过校园硬件条件和精神文明建设，将医德教育融入校园景观，使校园环境的每一处都蕴含着一定的精神追求，在无声无息中熏陶感染学生，让医学生在耳濡目染中感知医德教育。

2. 加强医学院校校园人文环境建设，寓医德于实践中

加强医学院校校园人文环境建设，需要在日常教育实践中展开。首先，以重大纪念日为契机，举办医德知识竞赛、专题讲座、文艺演出、辩论赛、优秀医务工作者的先进事迹报告会等丰富多彩、健康向上的主题教育活动，形成浓厚的校园文化氛围，在丰富学生业余生活的同时，教育和引导医学生完善自身个性，发挥自身潜力，不断提高和完善自身的医德修养。其次，利用假期和周末有组织、有计划地开展社会实践活动，如开展卫生科技文化“三下乡”、无偿献血、青年志愿者服务、社会调查、社区服务等活动。通过活动让医学生充分发挥专业优势，锻炼其专业技能，使他们在辛勤的劳动中收获宝贵的医德体验，从而促进医学生自身医术的提高和医德素质的完善。

3. 加强家庭教育，提高个人道德修养

任何人从一出生，就会受到家庭环境的影响，“孟母三迁”的故事告诉我们，家庭环境对孩子的影响是巨大而深远的。医学生的医德教育需要一个良好的家庭育人环境作为支撑，家庭伦理道德环境是学生最初的“医德场”，它会制约和影响学生的医德心理和医德价值观的形成和发展。

另外，在家庭生活中，长辈们的某些处事方式也会向医学生传递一些错误的价值观念，对医学生未来从业产生了负面影响。为了纠正这些错误观念，培养医学生正确的价值观，需要从多方面着手。首先，要优化家庭育人环境。积极倡导良好向上的家风，努力营造民主、平等、和谐的家庭氛围，采用科学合理的教养方式，充分尊重孩子的个人权利，切实关心他们的心理健康和精神信仰，以培养他们健全的人格；同时家长应严格要求自身的道德行为，通过言传身教，潜移默化地影响孩子的世界观、人生观和价值观，为孩子道德形成提供良好的家庭育人环境。其次，要重视家庭教育的作用。家庭是社会的重要组成单位，家庭教育具有耳濡目染、情理交融的特点，是社会教育和学校教育的基础，对孩子的思想

意识、价值观念、道德的形成起着重要作用。“学校和家长应建立长期的互动机制，做到及时沟通，全面掌握学生的情况，并要求家长在做好自身示范的同时，要做好学生的监护和引导工作，双方共同努力，使学生达到医德教育的目的。”

参考文献

[1] 武艳，朱淼，郭蕊，等 . 加强顶层设计 培养不同类型临床医学人才的探索与实践 [J]. 医学教育管理，2023，9(01)：1–7.

[3] 张珍，李鲁新，孟凡婷，等 . 医教协同理念下临床医学专业学位硕士研究生创新培养模式 [J]. 中国现代医生，2021，59(18)：149–152.

[4] 吴凡，汪玲 . 深化临床医学“5+3”改革的若干问题探讨 [J]. 中国卫生资源，2021，24(03)：213–218.

[5] 程彦斌，王渊，张保军，等 . 基于 OBE 理念的临床医学人才培养模式创新与实践 [J]. 中国医学伦理学，2020，33(05)：618–622+627.

[6] 范亚慧，李昭芳，张鲍明，等 . 加强临床医学生预防医学实践技能的培养 [J]. 医学教育研究与实践，2020，28(02)：196–198+204.

[7] 薛琴，樊耀，桑爱民 . 校院协同育人的临床医学人才培养模式研究与实践 [J]. 卫生职业教育，2019，37(21)：1–3.

[8] 何珂，汪玲 . 健康中国背景下“新医科”发展战略研究 [J]. 中国工程科学，2019，21(02)：98–102.

[9] 林建荣，李开为，金亚军，等 . 基于岗位胜任力的临床医学人才培养模式研究 [J]. 湖北理工学院学报，2019，35(01)：63–65+70.

[10] 封忠昕，陈琦，梁贵友，等 . 医教协同深化“5+3”临床医学人才培养模式的探索 [J]. 医学教育管理，2018，4(06)：465–470.

[11] 李雁，施秉银，刘昌，等 . 健康中国时代背景下卓越医生培养的探索 [J]. 中国大学教学，2018(02)：59–62.

[12] 季庆辉，薛宇，颜玉，等 . “卓越医师”创新创业能力培养实践教学分析及医学方法学课程群构建 [J]. 经济研究导刊，2016(28)：126–127.

[13] 沈晗，孙艳，邵红伟，等．翻转课堂教学模式在免疫学教学实践中的应用与探索 [J]. 科教导刊，2023(12)：123–125.

[14] 肖英娥，薛莲，李丹．新时代高职院校学生职业道德教育研究 [J]. 阴山学刊，2023，36(02)：103–106.

[15] 陈轲．新时代下民办高职院校开展学生职业道德教育路径探析 [J]. 知识窗 (教师版)，2023(03)：78–80.

[16] 柯贵宝．肾内科教学中翻转课堂教学的效果分析 [J]. 继续医学教育，2023，37(03)：61–64.

[17] 崔瑾，王梦迪，王红梅．医院文化融入医学生人文教育的价值及途径 [J]. 继续医学教育，2023，37(03)：77–80.

[18] 陈亮亮，陈翔，杨伟吉．伟大抗疫精神融入医学生职业价值观教育的价值意蕴和路径探索 [J]. 成都中医药大学学报 (教育科学版)，2023，25(01)：69–72.

[19] 肖二军，袁文刚，朱文娟．高职学生职业道德主体激活式培养与教育路径探索 [J]. 产业与科技论坛，2023，22(06)：131–132.

[20] 王小恒，董开忠，张芳．医学生人文素养现状调查及培养对策 [J]. 西部素质教育，2023，9(05)：30–33.

[21] 李帆．关于加强高职院校护理专业学生职业道德教育的思考 [J]. 科学咨询 (科技・管理)，2023(02)：225–227.

[22] 杨承慧，王震．“医学 +X”复合型人才培养模式改革与探索 [J]. 医学教育研究与实践，2023，31(01)：11–15.

[23] 张强．多元智能理论在高职院校医学生职业道德教育中的应用 [J]. 记者摇篮，2023(01)：54–56.

[24] 孙威，曲悠扬，焦虹，等．新型冠状病毒疫情下医学生职业道德水平和教育现状的问卷调查与对策研究 [J]. 中国高等医学教育，2023(01)：6–8.

[25] 丁煌，王宏宝，刘慧萍，等．新医科背景下叙事医学教育助力中医类专业学生人文素养培养初探 [J]. 中医药管理杂志，2023，31(01)：10–12.

[26] 侯检菊，秦恒毅，侯颖卉．提高医学生人文素养的路径分析 [J]. 邵阳学院学报（社会科学版），2022，21(06)：107–111.

[27] 何圆培，严崎方，夏桂英，等．翻转课堂在口腔实验教学设计中的应用 [J]. 科教导刊，2022(35)：95–97.

[28] 张雪莹，句连云，赵学芳．“1+X”证书制度下医学营养专业复合型人才培养研究 [J]. 卫生职业教育，2022，40(22)：15–18.

[29] 赵佳佳，李蜀鄂，陈莉莉．基于多维度交融的口腔医学留学生复合型人才培养模式探索 [C]// 中华口腔医学会口腔医学教育专业委员会．2022 年中华口腔医学会口腔医学教育专业委员会第十七次学术年会论文集，2022：1.

[30] 陈燕芳，石壮．口腔医学技术专业订单式培养模式的研究与实践 [J]. 现代职业教育，2022(23)：175–177.

[31] 陈文雨．临床医学人才培养生态系统的构建研究——以广东省某医科大学为例 [D]. 广州：南方医科大学，2022.

[32] 赵君丽．高职内科医学校企合作“订单式”人才培养模式的探讨 [J]. 科技视界，2022(14)：170–172.

[33] 张武军，杨胜旺，郑寿存，等．高等教育“体医融合”复合型人才的培养路径探索 [C]// 中国体育科学学会．第十二届全国体育科学大会论文摘要汇编——墙报交流（运动医学分会），2022：3.

[34] 郭晓娜，黄涛．体医融合背景下临床医学专业复合型人才培养研究 [J]. 黄河科技学院学报，2021，23(11)：88–91.

[35] 朱宇凡，赵欣，杨志强，等．“人工智能 + 医学”复合型人才培养展望 [J]. 医学信息学杂志，2021，42(07)：83–87.

[36] 张先杰，李春鸣，葛正龙，等．健康中国战略下基层临床医学专业人才培养的实践与探索——以遵义医科大学农村订单定向免费医学生培养为例 [J]. 右江医学，2021，49(02)：157–160.

[37] 韦雅光，李涛，张芡，等．从学生角度分析地方应用型大学“医学+X”复合型人才培养模式——以湘南学院辅修双学位为例 [J]. 智慧健康，2021，

7(01)：184–186+191.

[38] 曹书芳．医学院校“体医结合”复合型人才培养路径研究 [J]. 冰雪体育创新研究，2020(21)：73–74.

[39] 甘亚．“健康中国”背景下临床医学本科生人才培养方案的优化策略研究 [D]. 中国人民解放军陆军军医大学，2020.

[40] 孙忠亮．基于 CIPP 模式的订单式农村医学专业课堂教学质量评价体系——以病理学为例 [J]. 教育观察，2019，8(36)：110–111.

[41] 周晓宏，张效莉．浅析高职院校医学美容技术专业订单式培养模式——以辽宁医药职业学院医学美容技术专业为例 [J]. 卫生职业教育，2018，36(11)：13.

[42] 段丽萍，李晨曦，崔爽，等．健康中国视角下高层次医学应用型人才培养的探索与实践 [J]. 学位与研究生教育，2017(10)：1–4.

[43] 黄静宇，林建荣．临床医学本科生实施全程导师制的设想 [J]. 中国地方病防治杂志，2014，29(S2)：320.

[44] 杨新军，施红英，姜丽萍．医学研究生临床流行病学教学改革探讨 [J]. 温州医学院学报，2010，40(05)：529–530.

[45]Saito Tsuyoshi，Sakurai Akihiro，Aoyama Hidefumi，Kinoshita Ichiro，Sarashina Takeo，Hamada Tamami，Iseki Ken，Mikuni Kumi. The Hokkaido Medical Personnel Training Plan Connecting Humans and Medicine[J]. Gan to kagaku ryoho. Cancer&；chemotherapy，2022，49(5)：509–515.

[46]Amlaev K. R. ，Koichueva S. M. ，Koshel V I，Khodjayan A B.The comparative analysis of some indices of effectiveness of of education organizations of the Northern Caucasus Federal Okrug concerning medical personnel training within the framework of scientific educational medical claster The Northern Caucasus[J]. Problemy sotsial’noi gigieny，zdravookhraneniia i istorii meditsiny，2021，29(2)：347–352.

[47]Cheung Alan C. K. ，Xie Chen，Wu（吴红斌）Hongbin，Xie（谢阿娜）Ana，Wang（王维民）Weimin. Eight-Year Medical Education Program：Retrospect

and Prospect of the High-Level Medical Talent Training in China[J]. ECNU Review of Education, 2021, 4(1): 190-209.

[48]Shrivastava Saurabh, Shrivastava Prateek. Introducing electives in the undergraduate medical training period: Points to ponder[J]. Journal of the Scientific Society. 2021, 48(1): 52-53.

[49]Greydanus Dominique J, Hassmann Lyndsey L, Butler Frank K. Quality Assurance in Tactical Combat Casualty Care for Medical Personnel Training 16 April 2020[J]. Journal of special operations medicine: a peer reviewed journal for SOF medical professionals, 2020, 20(2): 95-103.

[50]K. Couperus. 77 Virtual Reality Trauma Simulation: An Immersive Method to Enhance Medical Personnel Training and Readiness[J]. Annals of Emergency Medicine, 2019, 74(4S): S30-S30.